了不起的微生物

【日】左卷健男 编著

李振溪 译　王晔 审校

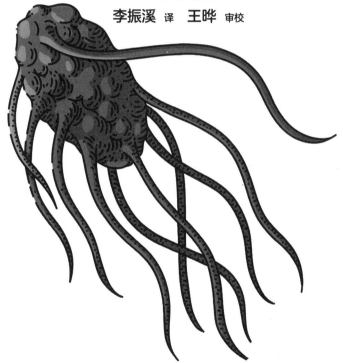

中国画报出版社·北京

U0346948

图书在版编目（CIP）数据

了不起的微生物 /（日）左卷健男编著；
李振溪译. -- 北京：中国画报出版社，2024.11
　ISBN 978-7-5146-2348-2

　Ⅰ．①改… Ⅱ．①左… ②李… Ⅲ．①传染病防治—
普及读物 Ⅳ．①R183-49

中国国家版本馆CIP数据核字(2024)第047995号

Original Japanese title: SEKAI O KAETA BISEIBUTSU TO KANSENSHO
Copyright © Takeo Samaki 2020
Original Japanese edition published by Shodensha Publishing Co., Ltd.
Simplified Chinese translation rights arranged with Shodensha Publishing Co., Ltd.
through The English Agency (Japan) Ltd. and Shanghai To-Asia Culture Co., Ltd.

北京市版权局著作权合同登记号：01-2024-0295

了不起的微生物
[日] 左卷健男　编著　　李振溪　译

出 版 人：方允仲
责任编辑：郭翠青
审　　校：王　晔
版权编辑：王韵如
责任印制：焦　洋

出版发行：中国画报出版社
地　　址：中国北京市海淀区车公庄西路33号　邮编：100048
发 行 部：010-88417418　010-68414683（传真）
总编室兼传真：010-88417359　版权部：010-88417359

开　　本：32开（787mm × 1092mm）
印　　张：6
字　　数：100千字
版　　次：2024年11月第1版　2024年11月第1次印刷
印　　刷：三河市金兆印刷装订有限公司
书　　号：ISBN 978-7-5146-2348-2
定　　价：50.00元

序　言

我在撰写本书时，正值新型冠状病毒开始在全球肆虐。

新型冠状病毒、SARS（严重急性呼吸综合征）、MERS（中东呼吸综合征）等，都与引发普通感冒的"冠状病毒（CoV）"同类。

人类从古至今，经历过多次传染病大流行。

但人类常常好了伤疤忘了痛，自然灾害或广泛肆虐的传染病往往在人们淡忘之际又卷土重来了。

本次新型冠状病毒造成的大流行也正是在人们日渐淡忘"伤痛"的时候席卷了世界。第二种、第三种新型冠状病毒今后也有可能再次发生。

于是，我便想到要为广大读者写一本书，围绕引发传染病的微生物，以及传染病与人类的关系等，从基本原理开始，不仅让有高中理科水平的读者能读懂，也让那些面对初中理科也怵头的读者能读懂。

本书的目的是夯实基础知识，以防万一，希望我能讲得通俗易懂但又行之有效。

最早发现微生物的是17世纪荷兰科学家列文虎克。他发明了显微镜，并宣称发现了只有用显微镜才能看到的细菌及霉菌等无数的生物。

19世纪末，科学家又从患有烟草花叶病的烟叶中发现了用普通显微镜都看不到的过滤性病原体（病毒）。

人类经历了漫长的狩猎时代，在约一万年前开始了农耕和畜牧。但是，家畜却将传染病带给了人类并广为扩散。

仅以古埃及为例，第十八王朝时代的石碑上刻绘着单只腿脚萎缩麻痹并拄着拐杖的人物，从这个症状来看，推测他是患有脊髓灰质炎（小儿麻痹症）。此外，还从死于公元前1157年的拉美西斯五世的木乃伊中，发现了曾经患有天花而留下瘢痕的皮肤。

进入18世纪后，由于原因不明的传染病导致人口大量死亡，有人认为传染病来自污浊的空气、水源产生的瘴气或超自然的恶灵。因此，盛行过祛除恶灵、捕杀女巫的习俗。

直到 19 世纪以后，人类终于发现了微生物才是传染病的罪魁祸首。

其实，大多数微生物或病毒不会让我们生病，是无害的。但是我们却一直对微生物抱有恐惧和憎恶之感。那是因为我们对微生物的世界几乎不了解。

学校的教材里对微生物也只是介绍一些皮毛。例如：

·生态系统是由生产者、消费者、分解者按照下列程序维持的。

植物等通过光合作用生成有机物，这就是生产者；草食动物和肉食动物就是消费者；蚯蚓等土壤动物或微生物（真菌类、细菌类）就是将生物的尸体等有机物进行拆解的分解者。

·虽然乳酸菌和大肠杆菌等都属于细菌，但细菌类中也有像结核菌那样造成传染病的恶菌。

·微生物中也有许多是对人类有益的。例如，可以利用微生物分解有机物的特性，做成面包或酸奶等食品。

但是微生物的世界要比教科书的内容更深、更广，而且充满令人惊奇的现象。

微生物在地球的生态系统中，对人类的生息繁衍具有非常了不起的意义。对我们来说，它既是盟友，也是敌人。

如果有人问，人类究竟是什么？那么，考虑到与构成人类的细胞相比，无处不在的细菌要多出许多倍的事实，我们也可以回答说："人类就是微生物！"

本书整体上力求让初中水平的读者也能充分理解，因而在解说层面尽量做到浅显易懂。

而且与学校的理科课程相比，本书更富于想象力，将微生物与传染病的严谨科学知识尽可能深入浅出地娓娓道来。

如果这个初心能够如愿实现的话，那我就心满意足了。

　　最后我要向为本书的编辑、出版付出诸多辛劳的祥传出版社的沼口裕美女士、编辑绵谷翔先生致以由衷的感谢。

2020 年 6 月

编著者　左卷健男

目　录

第一章　匪夷所思的微生物致病机制

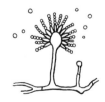

第二章 触目惊心！人类与传染病的抗争史

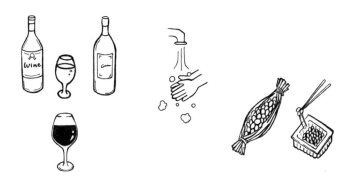

第三章　有益于我们生活的微生物

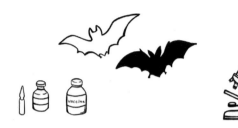

第四章　世界上充满了微生物

第一章

匪夷所思的微生物致病机制

❶

传染病到底是什么?

传染病就是会"转移"的疾病

传染病可以说是由于病毒或细菌等病原体侵入人体内并增殖, 从而引起发烧、拉肚子或咳嗽等症状的疾病。病原体仅仅侵入人体内并不能说人体被感染了, 只有侵入的病原体在人体内增殖并引发某些不适症状时, 才可以说"得了传染病"。

传染病既会人传人, 也会像破伤风那样从伤口感染, 大致可以分为以下几种。

【从传染途径分类】

A. 人传人的感染

①接触感染

②飞沫传染（因咳嗽或喷嚏等飘浮在空气中的病原体被别人吸入而造成的感染）

B. 从动物或食物向人的传染

①例如土里的细菌从伤口侵入导致感染

②被蚊虫叮咬而导致感染

③吃东西导致感染

【从病原体分类】

A. 病毒

天花、西班牙流感或亚洲流感等形成的流感；艾滋病毒、新型冠状病毒带来的肺炎、乙型脑炎等

B. 细菌或霉菌导致的鼠疫、痢疾、伤寒、白喉等

C. 寄生虫或原虫导致的疟疾、丝虫病等

D. 其他因素导致的恙虫病、流行性斑疹伤寒等

自古以来，人类饱受传染病之苦

人类的历史可以说是在传染病的折磨中延续的历史。13世纪的麻风病、14世纪的鼠疫、16世纪的梅毒、17世纪的流感、18世纪的天花、19世纪的霍乱和肺结核，

真是不胜枚举。

其中 14 世纪流行的鼠疫，导致了当时的欧洲约三成的人口死亡。欧洲文明史因鼠疫而停滞。人类一旦染上这种病，就会因内出血导致皮肤发黑，所以又被称为"黑死病"，真是令人闻风丧胆。

进入 20 世纪后，以欧洲为中心的流感等又大肆蔓延，其后在世界各地还出现了埃博拉出血热、艾滋病、肠道出血性大肠杆菌传染病等"新发感染黑死病"，并随着人类的迁移而传遍世界。

21 世纪以来，SARS（严重急性呼吸综合征）或新型冠状病毒导致的肺炎等新兴传染病又大肆流行，至今还在威胁着人们的健康生活。

新兴传染病中还增加了以病毒为病原体的传染病。而且，结核或疟疾等过去曾给人类造成威胁的传染病，又有卷土重来的迹象。

传染病流行导致死亡人数的排行榜

2020 年 3 月 11 日，世界卫生组织（WHO）就新型冠状病毒的感染扩大而发表了"已出现大流行"声明。所谓"大流行"是专指传染病在全世界流行的词汇。

其后，WHO 的担忧便成了现实。据美国约翰·霍普金斯大学系统科学工学中心的统计，截至 2020 年 6 月 23 日，因新型冠状病毒导致的全球感染人数已经超过了 900 万人，死亡人数也超过了 47 万人。

根据死亡人数的多少，对以往将人类带入恐怖深渊的九种传染病进行如下排名。

第一位 鼠疫（死亡 2 亿人·1347—1351 年）

第二位 天花（死亡 5600 万人·1520 年）

第三位 西班牙流感（死亡 4000 万 —5000 万人·1918—1919 年）

第四位 鼠疫·在东罗马帝国流行（死亡 3000 万—5000 万人·541—542 年）

第五位 艾滋病（死亡 2000 万人以上·1981—2000 年）

第六位 鼠疫·19 世纪在中国和印度流行（死亡 1200 万人·1855 年）

第七位 鼠疫·在罗马帝国流行（死亡 500 万人·165—180 年）

第八位 鼠疫·17 世纪流行（死亡 300 万人·1600 年）

第九位 亚洲流感·（死亡 110 万人·1957—1958 年）

......

第十四位 新型冠状病毒（死亡 472539 人·2020 年
6 月 23 日）

自古以来，人类饱经多种传染病的折磨，在既搞不
懂原因也不会治疗的时代，世界历史常常因传染病大流
行的影响而改变进程。

直到 19 世纪后半叶，人类才搞清楚造成传染病的
病原体的真相及应对方法。其后，虽然因传染病造成的
死亡人数大大减少，但从 20 世纪 70 年代以后，又出现

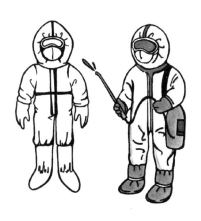

了一些不为人知的"新型传染病"，也有一些曾经流行的传染病又卷土重来，让人们叫苦不迭。

传染病具有改变世界的魔力，所以了解传染病才是让我们安心生活的第一步。在第一章里，我想讲讲不为常人所知的传染病知识。

在 2020 年 6 月的当下，我们由衷地祈祷全球肆虐的新型冠状疫情早日平息。

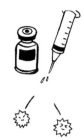

❷

疫苗果真预防了许多疾病吗?

现代多样化的疫苗

从如今世界各国的许多习俗中，还可以窥见疾病的历史痕迹。例如在日本，婴儿出生后 30 天左右，要去神社祈祷参拜，这就是源于新生儿死亡率较高的古代习俗；"七五三"（孩子在 3 岁、5 岁、7 岁时去神社参拜）也是在许多幼儿因传染病死亡的时代产生的，祈祷幼儿平安成长的习俗。

日本婴儿出生两个月左右，要按照《预防接种法》进行定期预防接种。如列为 A 类疾病的 Hib（流感嗜血杆菌 b 型）、肺炎球菌（13 价结合型）、乙肝、DPT-IPV（白喉、百日咳、破伤风、灭活小儿麻痹）等。一岁后还要接种 MR（风疹、麻疹）、天花、乙型脑炎等疫苗。

也许有人觉得真的需要接种这么多疫苗吗？会不会有副作用呢？

人类成功根除的天花

造成人类死亡数量较大的"天花"，也叫"痘疮""疱疮"等，许多历史名人都深受其害。日本的天平年间（729—749 年），藤原家族的许多贵族都因此丧命，伊达政宗（1567—1636 年日本东北地区的藩王）的单眼失明也是天花造成的。

你也许听说过，预防接种的起源是爱德华·琴纳（Edward Jenner）发明的种痘疫苗。他发现"只要被牛传染过牛痘的人就不会得天花"的规律后，便故意让用人的儿子感染牛痘，通过这个方法最早发明了天花疫苗。

疫苗（vaccine）的名称就取自牛痘的学名"Variolae vaccinae"的后半部分"vaccinae（牛）"。

由于各国政府的保健机构尽心尽力地推广天花疫苗接种并管控感染人数，WHO 在 1980 年终于宣告人类根除了天花。这是人类成功消灭疾病从而改变世界的几个事例之一。

活性疫苗和灭活疫苗的区别

琴纳使用的牛痘是毒性较低的活性病毒。这种疫苗被称为"活性疫苗",科学家培养具有增殖能力的病原体(病毒或细菌),并挑选出病原性较低的当作疫苗。

活性疫苗可以引起和感染相同的状态从而获得较强的免疫力,但同时也会产生副作用。过去在日本使用的小儿麻痹活性疫苗,接种后在体内成为病原性更强的病毒,反而引发了小儿麻痹。

后来,为减少这样的副作用而开发了"灭活疫苗"。灭活疫苗是将病原体通过苯酚或福尔马林等药品进行处理,既获得了免疫又保障了没有病原性的状态,经过处理后提取出病原体的部分,用于接种。

流感或肺炎球菌(提取多糖体)等疫苗就属于灭活疫苗。破伤风疫苗或白喉疫苗,不属于病原体,而是将病原体产生的毒素进行灭活后当作疫苗,这是为了完成对毒素的免疫。灭活疫苗与活性疫苗相比,产生免疫的能力较弱,所以必须进行多次接种。

新的疫苗

随着对免疫机制的研究及分子生物学的发展，人类能够生产出更优良的疫苗。

乙肝疫苗是使用了基因重组技术，只针对免疫的目标部分生产出的疫苗，所以被称为"改变基因组合的亚单位疫苗"。可用于婴儿的 Hib 疫苗，就是将细菌具有的多糖体部分进行加工的疫苗，通过结合蛋白质使得幼儿也能容易获得免疫。

由于疫苗是给健康人接种的，所以必须要求副作用小且安全性高。为了确认安全性及效果，就必须通过临床试验，将服用真药的群组与服用伪药（安慰剂）的群组进行比较，以此确认是否具有效果。

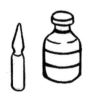
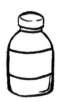

为了针对新的疾病开发疫苗，必须在该疾病流行的地点，针对还没有染病的人群进行测试。但是针对新的疾病要做到这些还是比较困难的，所以说开发新疫苗也是比较难的事。

肩负守护社会的作用

通过接种疫苗，可以防止个人染病，通过减少染病人数也能防止疾病流行。据说伴随着疾病大流行，获得免疫的人数也会增多，该比例达到二成左右时，流行病就会平息。但是如果对传染病放任不管，在流行过程中也会出现因重症化而死亡的人。

疫苗就是为了不让人们染病，通过增加获得免疫的人数从而防止疾病蔓延，而且即使被传染也能抑制发病或重症化。

但是，在没有实施定期接种疫苗的一些国家，至今还有许多幼儿因感染这些疾病而夭折。

虽然有疫苗但也没有减少的疾病

在日本，虽然已有风疹或麻疹的疫苗，但风疹或麻疹也会时常流行。

　　孕妇如果得了风疹，就可能导致婴儿患有先天性风疹综合征，而且由于国家对预防对策的忽视，现在日本 40～50 岁的男性接种率较低，这是没能防止流行的原因。

　　而且，宫颈癌预防疫苗的副作用也因为过多的媒体报道，导致接种的积极性降低了。据说，将来可能有数万人患上宫颈癌。

❸

抗生素帮助人类战胜传染病了吗？

青霉素的重大发现

"青霉素"的发现者是亚历山大·弗莱明（Alexander Fleming）。

他在第一次世界大战中参军，看到伤兵一个接一个地因传染病倒地不起，便潜心研究抵抗传染病的药剂。但他不善于收拾房间，研究室里总是乱七八糟的，清洁程度很不适合研究。

培养细菌最忌讳的是与其他菌种混合，所以要使用无菌室或灭菌的器材，在操作中为防止唾液飞溅，还要戴好口罩，并尽量少说话。

但是不拘小节的弗莱明有一天竟然冲着放有细菌的

培养皿打了个喷嚏。几天后，他发现喷嚏飞溅到的地方细菌却减少了，他便推测应该是唾液中含有的某些成分使得细菌减少了。

弗莱明于1919年发现的这种成分就是"溶菌酶"。溶菌酶是一种酶，一种天然的抗菌物质，不仅存在于唾液里，人的眼泪、鼻涕和母乳里也有。它具有溶解细菌细胞壁的作用，现在也广泛用于治疗感冒等疾病的处方药中。

又过了约十年，1928年，弗莱明在培养葡萄球菌时，不小心在培养基中生出了绿霉菌。他观察培养基后发现霉菌周围的葡萄球菌被溶解，便给绿霉菌汁游液中含有的物质取名为Penicillin（青霉素，来自于绿霉菌的属名Penicilliun）。这就是世界首创的抗菌药。

电视剧中曾出现过提取青霉素的艰难场景

根据集英社出版的村上纪香的漫画改编的日本电视剧《仁医》，就出现了穿越到江户时代的医生通过提取青霉素而大显身手治病救人的情节，但实际上，提取青霉素是非常困难的。弗莱明并没有将青霉素精制成产品。直到 1940 年，霍华德·弗洛里（Howard Florey）与恩斯特·鲍里斯·钱恩（Ernst Boris Chain）才发明了青霉素的精制方法（被称为青霉素的再发现），大量生产的青霉素在第二次世界大战中挽救了许多士兵的生命。

磺胺类药物曾经挽救过英国首相丘吉尔的生命

抗生素是从自然生物中提取的物质，但也有从人类合成的物质中发现的具有抗菌作用的物质。为了把这些物质与抗生素相区别，我们称之为抗菌药。其中最有代表性的就是"磺胺类药物"。

《拯救大兵瑞恩》等描写第二次世界大战的战争电影中，有许多卫生兵给伤员的伤口涂撒大量粉末的场景，那种粉末就是磺胺类药物。

磺胺类药物的作用是阻挡名为叶酸的氨基酸的合成，防止细菌合成 DNA。这种药比较容易合成，而且效果明显，因而挽救了许多人的生命。英国首相丘吉尔也是被磺胺类药物救过一命的人。第二次世界大战中，得了肺炎的丘吉尔，多亏了磺胺类药物才转危为安。如果没有磺胺类药物，那么"二战"恐怕会是不同的结局，传统悠久的英国也许不会延续至今吧。

现在，抗生素已经有了各种用途。自青霉素之后，又新开发出了头孢菌素类药物，随着耐药菌的出现及病原菌的变化，头孢菌素类药物从第一代开发到第四代。这也是近年来在医院很少开抗生素药方的原因。

2150年，感冒将会超过癌症死亡人数？

根据日本厚生劳动省的资料预计，到2113年，全世界因耐药菌导致的死亡人数至少达70万人。如果不采取相应对策，放任耐药菌自然增加，那么到2150年，死亡人数可能超过1000万人，那将超过因癌症致死的人数。

有人说如果对耐药菌的增加放任不理，将来会无法做外科手术，甚至会导致医疗系统的崩溃。

现在，医院正努力减少为病毒性感冒患者开预防性抗菌药，或者不仔细诊断就随便开些对多数细菌都有效的抗菌药的做法，目的就是减少耐药菌的产生。

抗菌药非常便利而且效果也好，人们只要拿了这种药就觉得放心了。但我们还要避免乱开处方，平时注意卫生，避免被传染，才有益于后代子孙的健康。

　　我们的健康不能仅仅依赖便利的药品或医疗，而应该从力所能及的事情做起。

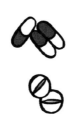

❹

我们为什么会经常感冒？

什么是感冒综合征？

你也许听说过这么一句话，"如果谁发明了治疗感冒的药，那么他一定会得诺贝尔奖"。离我们最近的"感冒"，学名叫感冒综合征。"流感"是一个已搞明白原因的"病名"，但综合征究竟是什么呢？

所谓综合征就是指几种症状合在一起出现的病状。例如鼻塞、流鼻涕、嗓子痛、发炎、咳嗽、打喷嚏、发烧等，这些症状一起出现就叫感冒综合征。在医院根据具体症状可以区别诊断为"普通感冒""流行性感冒""咽喉炎""气管炎""肠胃炎"等。

感冒十有八九是由各种病毒引起的。

虽然我们经常感冒，但引起这些综合征的病毒或细菌，也许每次都不一样。

感冒症状的真相

我们的身体受到病毒或细菌感染后，会出现各种各样的反应。如果鼻子或嗓子的黏膜受感染的话，为了将其排出体外，身体就会分泌黏液并大量流出，这就出现流鼻涕、打喷嚏、咳嗽或咳痰等症状。鼻塞是因为黏膜发炎引起红肿导致空气难以通过的状态。而且，为了抵抗侵入体内的病原体，身体会大量增殖白细胞或 T 细胞等，产生许多抗体，不久就把病原体驱逐出体外。这就是感冒症状的真相。

从发烧开始的感冒症状，是身体内部和病原体战斗的信号。我们会感到无力或疼痛，这时就要减少活动，以保存并恢复体力。食欲减退也是为了不给变弱的胃肠带来负担和损伤。

别以为吃了感冒药就能去上班

通过检查找出疾病的原因，为了防止病菌增殖，医生要开抗生素或抗病毒的药方。

那么，在药店购买的综合感冒药究竟是什么呢？其实，这只是抑制症状的药，如配入了退烧药、止痛药、消炎药等药品，但它们只能减轻疾病的症状，并没有治疗效果，即使感觉上舒服了，也并不是消灭了病菌或病毒。

如果这时还外出，就会传染给周围的人。所以，吃了普通感冒药就去上班，这种做法是错误的。查出病原体后，如果是不必治疗的轻微症状的话，最好还是在家休息等待痊愈，免得传染给别人。

而且检查也不是万无一失的，有时会出现假阴性或假阳性的情况。如果从这种检查的情况考虑的话，也有人认为应该转换诊断方式，如果症状轻微，就不必去医院看病，只在家里静养即可，这样反倒能节省医疗资源。

变异与再感染

我们经常得感冒的另一个原因，就是病毒变异的速度太快了。免疫必须以蛋白质或糖基的结构为基础，如果它们发生了变化，人体就会被感染。

但是除此之外，越来越多的人体免疫系统工作新机制被发现。与病原体战斗的免疫细胞会在体内住下，以防备下一次相同的病原体再次入侵，这就叫获得性免疫的长期记忆。随着新型冠状病毒研究的推进，人们发现，感染者从感染到恢复并没有产生足够的抗体，因而有些时候并未获得免疫的长期记忆。由此可以判断，有些病毒感染了免疫细胞并阻止了免疫的记忆，这种病毒就会反复感染。

此外还发现，无症状感染者要比预想得多。所以，只控制出现症状的病人是不够的，要进行更充分的检查，或者将无症状的人也看作感染者而采取行动，这些全社会的管理及抵抗疾病的方法也开始出现巨大的变革。

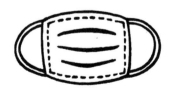

⑤

什么是与传染病战斗的免疫机制?

抵抗无数病原体保护人体的免疫系统

人体中具有防止病原体侵入和增殖的机制,这种机制就叫"免疫系统"。

免疫,就是避免疾病或传染病的意思。人们不会那么容易得病,就是因为具有打败侵入人体的细菌或病毒等病原体的机制——免疫系统。

免疫系统可分为以下两种,一种是我们与生俱来的原始机制的"固有免疫",另一种是出生后通过遇到各种病原体而得到的"获得性免疫"。即使相同环境中有人得病也有人不得病,就是因为每个人的免疫系统强弱不同。

第一道防线·固有免疫

我们身体表面有皮肤作为屏障。皮肤像是城墙一样防护着外来的入侵者，而且皮肤最外层的表皮为弱酸性，可以防止粘在表面的微生物增殖。

此外，鼻腔、咽喉和消化道等的内侧还有黏膜这道屏障。黏膜表面会分泌出多种含有抗菌蛋白质的黏液，这些黏液可以将污染物冲洗出去。

有些时候，病原体会侵入血液或人体组织中。病原体的侵入会引起局部的炎症，而最先赶到炎症部位的是一种名叫嗜中性粒细胞的白细胞。

平常，嗜中性粒细胞潜藏在血液中，在全身的血管中巡逻，一旦发生紧急事态，它们就会陆续集结到细菌侵入的地方。随后赶到的是巨噬细胞，巨噬细胞也是白细胞的战友。

嗜中性粒细胞和巨噬细胞都是"吞噬细胞"，会把细菌或病毒等病原体狼吞虎咽地吃掉。

吞噬细胞和病原体最终谁能获胜，完全取决于各自的数量和实力。经过殊死战斗后，双方的战死者就是脓液。

如果吞噬细胞在战斗中获胜的话，就可以鸣金收兵了，但取得胜利往往不是那么容易的。如果侵入的病原体实力较强，而吞噬细胞数量较少的话，病原体就会趁势增殖起来。

第二道防线·获得性免疫

病原体在人体内增殖后，大展拳脚的就是"树突状细胞"和淋巴细胞的"B 细胞"及"T 细胞"。

树突状细胞是因为形状像树枝一样展开，所以得名，它将病原体抓住并带到淋巴结中，再把病原体入侵的消息告诉 T 细胞。

T 细胞按功能可分为"辅助性 T 细胞"、"杀伤性 T 细胞"和"调节性 T 细胞"三种。辅助性 T 细胞也叫作免疫的司令官，它从树突状细胞或巨噬细胞听到病原菌的消息后，就指令 B 细胞"快生成抗体"，同时指令杀伤性 T 细胞"快去杀敌"。"抗体"就是抑制病原体捣乱的物质。

另一方面，杀伤性 T 细胞立即去寻找被病原体感染的细胞并迅速将其剿灭。将病原体清剿干净后，调节性 T 细胞就会发出"攻击结束"的指令。

调节性 T 细胞管控杀伤性 T 细胞不要过度地消灭

正常细胞，同时也负责让免疫结束反应。最后 T 细胞和 B 细胞就会将病原体记在心里，为以后的外敌攻击做好准备。

病原体只要有一次侵入体内作恶的前科，就被记录在案。当病原体第二次再入侵时，B 细胞就会快速生成大量的抗体，T 细胞也会立即应战。人得过一种病后便不容易再得，就是这个原理。

攻击自己身体的自身免疫性疾病

具有免疫功能的 T 细胞是血液细胞的一种，和其他血液细胞一样，是由骨髓中的造血干细胞生产出来的，前 T 细胞迁移到胸腺后，就会变成 T 细胞。

如果免疫系统只攻击病原体，那当然很好，如果连自己身体的细胞也攻击，那就坏了，所以为了避免发生这种情况，就要在胸腺内进行甄别。

如果这种甄别没有做好的话，就会变成"自身免疫性疾病"，类风湿性关节炎、重症肌无力症、系统性红斑狼疮等许多疾病都属于"自身免疫性疾病"。免疫系统是我们保护自己身体的重要机制，如果失控，就会损伤我们的身体。

固有免疫与获得性免疫的机制

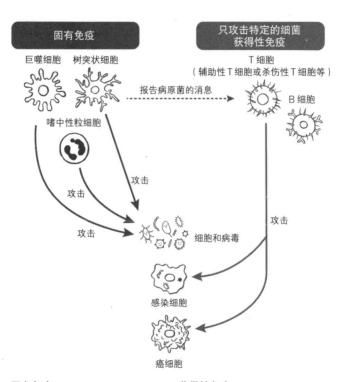

固有免疫

与生俱来的免疫系统机制——白细胞之一的嗜中性粒细胞、巨噬细胞、树突状细胞等。它们首先攻击侵入的病原体（细菌或病毒），然后将对手一律剿灭。

获得性免疫

出生后与各种病原体相遇而获得的免疫系统的机制——T 细胞和 B 细胞。它们选择点对点攻击病原体。

6

曾占日本人死因前列的
传染病——肺炎

维护生命的肺叶

肺炎在日本人死亡原因中排名第五（2018 年）。死亡原因的前五位依次为癌症、心脏病、衰老、脑血管疾病、肺炎。肺炎是因为细菌或病毒等导致肺部发炎的疾病。

我们每时每刻都在呼吸。从呱呱坠地来到这个世界直到死亡，没有一刻停歇。这样才能将空气中的氧气吸入体内，氧气在体内和营养成分一起生产出维持生命的能源，让我们活下去。

如果呼吸停止会怎么样呢？呼吸停止少则 1 分半钟

多则 3 分钟，命就没了。

我们吸入的空气通过鼻腔或口腔再经过气管传到肺里，在肺里经过分叉的支气管，再进入越来越细的气管，最后到达叫作肺泡的极小的袋子中。人的肺泡大约是 0.1 ~ 0.2 毫米，周围布满了毛细血管，这些毛细血管内的血液与氧气或二氧化碳进行交换。

成人左右两片肺叶的肺泡共有几亿个，它们的表面积合计超过 60 平方米。

什么是肺炎？

肺炎是因为细菌、病毒或其他病原体从鼻腔或口腔进入并经过呼吸道进到了肺里。

健康人在上呼吸道里就能挡住这些细菌或病毒，但如果得了感冒，或者年纪大或有基础疾病导致人体抵抗力下降时，细菌或病毒就会通过呼吸道侵入肺里，并在肺泡中增殖从而引起炎症。

肺炎的主要症状是发烧、咳嗽等，很像感冒。肺炎和感冒最大的区别就是感染的部位不一样。

感冒主要是在鼻子或嗓子这些上呼吸道中感染"病原微生物"引起炎症，而肺炎主要是肺泡的炎症。肺泡发炎后会感到呼吸急促，有时导致呼吸困难。

最常见的"病原微生物"是肺炎球菌

　　最常见的"病原微生物"是肺炎球菌，其次是流感病毒等。进入 21 世纪后，引发严重肺炎的冠状病毒到处肆虐，2002 年秋季，出现了 SARS（重症急性呼吸综合征），2012 年，又频发了 MERS（中东呼吸综合征）。2019 年，新型冠状病毒肺炎席卷而来。

　　肺炎球菌主要是藏在小孩的鼻子或嗓子里，25% ～ 50% 的健康人鼻子里也有。身体健康时，肺炎球菌在进入肺部之前就被挡住了，但抵抗力较弱时，肺炎球菌就容易侵入肺里而引发肺炎。

　　得肺炎后，年纪越大死亡风险也越大。

❼

没有土豆青枯病，
就没有肯尼迪总统

植物疾病大多是霉菌引起的

因为被微生物感染而得病的不仅是动物，也有植物。

植物被微生物感染后的症状有很多种，如枯叶、斑点、斑纹等变色，肥大、瘤子、萎缩等变形、腐烂等。

植物病中霉菌（丝状菌）占七八成，还有线虫、细菌、病毒等病原休的原因。

在这些植物的疾病中，我讲一个可以说是改变世界历史的例子吧。

土豆的故乡是安第斯山脉

现在人们的主食大多是大米、小麦、玉米，其次就是土豆，土豆在世界各地广泛种植的历史并不久远。

土豆的故乡是南美洲的安第斯山脉。安第斯的人们将野生品种的土豆改良成了农作物。

土豆在 16 世纪哥伦布及皮萨罗等人大显身手的大航海时代传到欧洲；经过多年的改良，土豆成为非常容易栽培的农作物；18 世纪以后，土豆普及到欧洲各地，为人口增长做出了巨大贡献。

陷入大饥荒的爱尔兰的悲剧

当年爱尔兰的领主只给佃农狭小的土地，并征收租子，而且只允许佃农种植单一的产能较高的农作物——土豆。

1844 年，突发的一种让土豆的叶茎腐烂的怪病给佃农带来了巨大的损失。

英国的迈尔士·贝克莱（Miles Berkeley）牧师用显微镜观察土豆的叶子，发现这种病是由大量的丝状霉菌引起的。但直到 1861 年，植物学专家才证明了贝克莱的发现是正确的，但在这之前，他的发现一直无人理眛。其实，土豆病的真正原因就是名为土豆青枯病菌的霉菌。

爱尔兰栽培的土豆品种只有一种，而且当地也不种植其他的谷物。单一品种的农作物被霉菌毁坏的结果就是大饥荒。

肯尼迪的祖上就赶上了闹土豆青枯病

土豆歉收造成的饥荒导致一百多万人死亡，各种疾病在农村和城市蔓延。活下来的人们几乎挣扎在死亡线上，于是许多人便漂过大西洋移民到美国或澳大利亚。

漂洋过海来到美国的爱尔兰人中，就有肯尼迪的先人们。那时的美国正处于开创新历史的起步期。在美国找到新天地的移民，经过拼搏努力，日子渐渐好过起来，人们便开始注重对儿童的教育。

1917 年，约翰·菲茨杰拉德·肯尼迪出生。他从小接受母亲的严格教育，最后终于在 1961 年登上了美国总统的宝座。

如果没有土豆青枯病，肯尼迪家族也许不会移民到美国，至今还在爱尔兰生活吧。可见微生物有时候会给人类历史带来多么大的影响。

8

离我们最近的霉菌性疾病
——脚气

真菌病是霉菌或酵母引发的疾病

霉菌、酵母或蘑菇，在生物学上统称为"真菌"。真菌引发的疾病叫"真菌病"。

真菌病的代表是脚气和腹股沟癣。

脚气和腹股沟癣是所有传染病中发病率最高的，感染者早已超过全球人口的 10%。

脚气和腹股沟癣感染部位较多的是脚心、脚趾缝和腹股沟，手、脸等身体其他皮肤也会感染，指甲有时也会感染，俗称"灰指甲"。

真菌病的症状是出现红色斑点，然后出现丘疹、水疱、脓疱、溃烂等现象。

白癣菌是以皮肤的硬角质作为营养源的，附着在角质层将角质分解溶化，并生长出茂密的菌丝。感染逐渐严重后就会刺激细胞，产生瘙痒感。

这时，人体内就会对突然侵入的异物出现反应，产生炎症。在发炎部位，白细胞及浸出液中的杀菌物质就会攻击白癣菌。

白癣菌受到攻击，炎症会减轻，但在炎症消除时，又会生长出菌丝。所以，脚气是非常顽固的。

脚气即使暂时治好，也会再次感染。因为白癣菌只感染已经死亡的角质层细胞，所以很难获得免疫。

真菌病是通过人传人和宠物传人的途径传染，所以大多是在体育活动中与其他人接触，或接触了宠物、家畜而被传染。

预防脚气重要的是"清洗、干燥"

洗澡时，最好用肥皂仔细清洗干净双脚，然后擦干水并彻底干燥。

浴垫、毛巾、拖鞋等最好不要共用，要穿透气良好的袜子和鞋，并尽量缩短穿鞋的时间。

治疗脚气的方法有涂抹抗真菌的药膏和口服用药。从成分上看，药店卖的药和医院开的药几乎一样，当然，医生的处方药效果更好。

灰指甲或皮肤变厚、硬的角化型脚气，需要咨询医生并服用药物，可能需要连续服用两个月以上才能有效果。

性传染病之一——念珠菌病

念珠菌一般飘浮在空气中，与其他微生物一起从我们的口腔进入呼吸道或消化道，或附着在皮肤上，是一种共生菌。

在人身体健康时，这种微生物完全不会对身体造成什么影响，但在癌症治疗中免疫力下降时，微生物可能就会引起感染。这是一种"机会性感染"的疾病。

念珠菌在女性的阴道中感染并发病时，会出现许多白色黏稠的液体，俗称白带，有时会伴有强烈的瘙痒感。念珠菌病被认为多是真菌造成的机会性感染的性传染病之一。

9

灭菌、杀菌、消毒、除菌、抗菌……
有什么不同？

什么程度下，微生物算是被杀灭呢？

为预防微生物造成的感染而进行的灭菌、杀菌、除菌、抗菌等，究竟有什么区别呢？

其中定义最清晰的就是灭菌。

灭菌是指将微生物彻底杀灭，包括把不是病原体的微生物也全部杀灭。当然，要清零我们身边的所有微生物是不可能的，如果那样的话，反而负面影响更大。所以，灭菌仅限于双手或手术器具等范围。

将这些对象进行灭菌后，原来活的微生物就没有了，病毒也就失活了。微生物中最难以杀灭的就是细菌的芽孢。一般说的灭菌方法就是把细菌的芽孢也杀灭。

与灭菌有关的是消毒。消毒比灭菌稍微缓和一些，有时候芽孢并没有死，消毒只是作为杀灭细菌的一种方法。

灭菌、消毒的方法

常用的灭菌方法是高温高压灭菌。高温高压灭菌是指两个大气压加 121℃的高压高温的水蒸气灭菌的方法。

灭菌时间为 15—20 分钟。用于对微生物研究、医疗现场等的玻璃器具、细菌培养基、纱布、绷带、金属制剪子或手术刀等进行灭菌。

有时也使用和烤箱具有相同机制的灭菌器，是用 150℃～180℃的干燥空气灭菌，160℃时需要两个小时，180℃时需要 30 分钟左右。

其他还有使用煤气、放射线（伽马射线）或紫外线灭菌的方法。

消毒时，也有用沸水灭菌的煮沸消毒，以及用各种杀菌消毒药的方法。

定义很模糊的杀菌、除菌、抗菌

杀菌也是把微生物杀灭，但没有灭菌要求的"将微生物完全杀灭"的"完全"这个条件。到什么程度算是杀灭微生物，并没有说清楚，把微生物减少就可以了。

除菌也是把微生物从对象物中减除，并不一定是要把病原体杀灭，用清水洗手、用过滤等方法滤除微生物，这些都算是除菌。

抗菌是指长时间不让微生物在产品表面增加，也就是抑制微生物的增殖。抗菌对产品表面以外的微生物几乎没有作用。

通过对这些"X菌"的解释可以理解，灭菌和消毒有明确的医疗定义，而杀菌、除菌、抗菌的定义其实相当模糊。

抗菌用品并不一定好

抗菌用品是指在产品中混入消毒药或具有抗菌作用的物质，使其具有一定的杀菌能力。所以，抗菌用品分成许多种，效果也千差万别。既有将成分混入树脂等物体中的，也有混入布料中的，也有混入喷雾中的，五花八门。

让厨具或卫浴用品等具有抗菌作用，可以减少清扫的麻烦，由于抑制了微生物的繁殖，也会带来防臭等效果。让衣服、鞋袜具有抗菌作用，也可防止出汗后因细菌繁殖引起的臭味。

另一方面，抗菌用品会打乱与我们形影不离的共生菌的平衡，反而会带来让病原菌乘虚而入的危险。并且，不彻底的灭菌会让病原菌产生耐药性，反而会导致抗生素等难以发挥作用。

第二章

触目惊心！
人类与传染病的抗争史

SARS、MERS 的可怕之处

"SARS（重症急性呼吸综合征）""MERS（中东呼吸综合征）"及新型冠状病毒传染病的原因都属于引起普通感冒的"冠状病毒（CoV）"一类，它们的主要传染途径都是"接触传染"和"飞沫传染"。

SARS 是从蝙蝠传来的

SARS 属于"人畜共通传染病"，是从蝙蝠传来的，而且具有人传人的传染能力。

这种病原体增殖使得宿主的健康受损，但如果宿主不能行动或死去的话，也就不会扩大传染了。

病原体带着各种不同的遗传性状而不断进化，在宿主能够行动的状态下增殖最旺盛，向其他宿主传染总数最多的就会存留下去。

但是，具有能够突然传给其他动物的能力的病原体并不会做那样的"调整"，而是单纯地发挥强力的病原性（强毒性）。所以，新型传染病中有许多是致命性的。

现在的人类社会，人们可以在短时间内反复完成长距离移动，所以传染力较强的强毒性病原体就可能一下子传遍全世界，SARS 又一次把这种危险性告诉人类。

而且，SARS 疫情期间，发现过一个患者传给很多人的"超级传播者"，给传染途径的研究带来很大的影响。

致死率高达 36.7% 的 MERS

2012 年 4 月，约旦的医院里发生了肺炎集体交叉传染；6 月，沙特阿拉伯出现新型冠状病毒引发的肺炎和呼吸衰竭；9 月，在沙特阿拉伯感染的卡塔尔人出现了发烧和呼吸困难的症状。

这名卡塔尔患者在英国被紧急送到医院，英国健康保护局检测出新型的冠状病毒。其后，发现此前另有两人也携带有相同的病毒，便将其命名为 "MERS"。

医生认为 MERS 的传染力比 SARS 弱，所以不太可能造成大流行。

但后来发现，家属之间、医院里都出现了传染。而且在 2012—2015 年间确诊的患者数虽然不到 1000 人，可是死者竟然有 350 多人，致死率高达 36.7%，大大高于 SARS。由此可见，这是非常恐怖的病毒。

这种病毒的来源和 SARS 一样，都是蝙蝠，但传给人的宿主是单峰骆驼，这是一种人畜共通的传染病。

所以应该让人们了解，接触野生动物或吃野生动物肉是非常危险的，千万不要轻易靠近野生动物。

此外，现在的研究发现，MERS 传染病其实在 2007 年前后就曾发生过，并早已传开了。

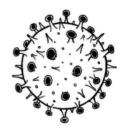

⑪

流感病毒仍然是"人类的强敌"

过去不认为流感是传染病

"流感"自古以来就是威胁人类的疾病。"Influenza"是意大利语，词源是拉丁语，意思是"Influentia coeli（星相的影响）"，古人认为冬季流行的感冒是"星相变幻带来的"。

流感全称叫"流行性感冒"，感冒是中文的叫法。中医认为感冒与六个要素有关，在气候等六大外因（风寒暑湿燥热）中，感冒是由风的邪气带来的。不论东方西方，都曾认为疾病源于星相和季节等外在的原因，而不是人与人互相传染的。

流感其实是病毒引起的，病毒直径只有约 100 纳米

（万分之一毫米），必须用电子显微镜才能看到，所以，人类可是经历了漫长的岁月才搞清楚了流感的真正原因。

1892年，一位名叫理查德·菲佛的研究者从流感患者身上发现了细菌，将其命名为"流感菌"（也叫菲佛菌）。

因为流感菌多见于流感患者的嗓子里，所以其后差不多20年内，它一直被认为是流感的主因，1918年西班牙感冒流行时，日本也生产出针对这种菌和肺炎链球菌的疫苗并广泛接种，但却没有效果，所以断定这种细菌并不是流感的病因。

现在，这种细菌被命名为"流感嗜血杆菌"。在许多类型中，特别是b型，是引发儿童严重肺炎的原因，所以要实行免费预防接种。这种疫苗一般简称为Hib，这是b型流感嗜血杆菌的缩写。

发现者竟然是日本人？！

一般认为，流感病毒是1933年由英国的克里斯托福·安德鲁斯（Christopher Andrewes）等人进行病毒分离并发现的。

　　但是据日本预防卫生协会的山内一也考证，在 1918 年西班牙感冒流行时，日本的山内保等人在英国医学杂志《柳叶刀》上就发表了流感的原因是过滤性病原体的论文，可见该论文比安德鲁斯等人的发现要早。

　　山内等人的论文中已经阐明如下内容：①把不让细菌通过的滤膜过滤后的物质接种在黏膜上还会发病；②痰及血液中存在病原体；③流感的原因不是流感菌（菲佛菌）；④得过病的人不会再得（获得免疫）等。这么有价值的内容没有尽早被世人所知，真是太遗憾了。

反复的大流行

　　严重的流行感冒自古以来在史书上多有记载，流感大流行的历史记载从 18 世纪就有了。

　　流感大致分为 A、B、C 三大类型，大流行的流感以 A 型居多，具有变异快的特征。

　　流感疫苗是根据对流行的动向检测来生产的，如果疫苗和真正流行的类型不一致的话，那么预防效果就较低。而且，即使接种了流感疫苗，也可能被传染，但能够降低重症化，防止传染扩大，预防严重并发症的效果也比较好。所以，最好还是要积极接种。

高病原性流感

流感是一种猪、鸡、人之间互相传染的人畜共通传染病。2009 年的大流行是由猪传染给人的。

此外，高病原性（致死率高）的禽流感也可能传染给人，那就可能造成史无前例的巨大损失。

因此，针对新型流感的疫苗及相关新药的开发正在快马加鞭，我们不知道什么时候会来，但早晚一定会来。我们希望大家都抱着这种危机意识，未雨绸缪，做好准备。

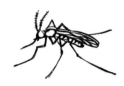

⑫ 世界三大传染病之一——疟疾

死于疟疾的一休

大家熟悉的"聪明的一休"（一休宗纯，1394—1481年）是日本室町时代（中国明朝）的和尚。

他生在京都，小时候就出家当了和尚，22岁正式转到京都的大德寺，被授予"一休"法号。他潜心修行，鄙视权力名利。师父去世后，他便云游四方，宣扬佛法。一休长年过着清贫的生活，在87岁时死于疟疾。

疟疾是由疟蚊带着的疟疾原虫引发的疾病，症状是间歇性地发冷、发抖、高烧，所以中国俗称"打摆子"或"寒热病"。日语的汉字也是"疟"，它是自古以来广为人知的疾病。

战争与疟疾

从明治时代到昭和初期（中国的清末到民国时期），日本全国疟疾流行。明治时代开拓北海道时，疾病夺去了许多人的生命。

后来在第二次世界大战时，日本政府逼迫老百姓向疟疾发生地区进行强制疏散，造成许多人染病而死，人们把这个惨痛的事件叫作"战争疟疾"。

战时的冲绳八重山群岛也有许多人死于疟疾。当时处于战争劣势的日军认为美军很可能从八重山群岛之一的波照间岛登陆，于是在1945年3月逼着该岛的住民疏散到西表岛上。

现在想来真是岂有此理，因为冲绳县的西表岛当时是疟疾的流行地，尤其是岛南的南风见田地区正闹疟疾，1920年曾有因疟疾导致废村的地区。因此，有些波照间的岛民反对强制疏散。但因为是军令，岛民不得不服从。

如今风景美丽的南风见田地区的海岸，仍然矗立着一座"勿忘石碑"。它是为了纪念被强制疏散到西表岛而死于疟疾的小学生们而修建的。每年8月15日，这里都举行悼念仪式。波照间住民（当时总人口1590人）

的疟疾患病率为99.8%，致死率高达30.1%。也就是说几乎所有人都得了疟疾，其中约占总人口三分之一的477人病死。

第二次世界大战中，日军几乎没有采取任何疟疾防疫措施。因此，在瓜达尔卡纳尔岛战役中有15000人、在英帕尔战役中有40000人、在冲绳战役中石垣岛近乎所有住民3600人被传染，在吕宋岛有50000多人死于疟疾。

战后，虽然疟疾在全日本也流行过，但由于采取了彻底的预防措施，传染人数急速减少。20世纪50年代，疟疾流行终于平息。在1963年石垣岛的疟疾根除纪念大会上，正式宣布日本国内已经根除了疟疾。

如今在日本国内已经没有疟疾传染。但有在国外感染疟疾回到日本后发病的，这种进口传染病每年还会有100～150个病例。

我们现在对疟疾多发地区应该心中有数

2020年，世界上的三大传染病是艾滋、肺结核和疟疾。这三大传染病每年夺去约250万人的生命。

21世纪以来，虽然国际性的支援使得病毒传染扩大的势头有所下降，但在许多贫穷国家，传染扩大趋势仍未得到控制，所以这三大传染病仍然是得病致死的罪魁祸首。虽然有预防及治疗的方法，但还惠及不到所有人身上。

2002 年在瑞士设立了全球化基金，为低等、中等收入国家提供资金，根据日本委员会（2004 年启动）2017 年的网页数据，每年有超过 2.19 亿人感染疟疾，约 43.5 万人病死，其中 93% 的死者集中在热带热疟疾猖獗的撒哈拉以南的非洲，且几乎都是不到 5 岁的孩子。此外，在亚洲、南太平洋各国和中南美洲等地也多有疟疾流行。

疟疾是由病原体疟疾原虫侵入体内而引起的，分为恶性疟、三日疟、间日疟和卵形疟四大类。病原体侵入人体 10～15 天后，人体会出现恶寒、发抖，伴有高烧、头痛、拉肚子或肚子痛、呼吸困难的症状。严重的还会出现急性肾衰竭、肝功能衰竭、昏迷等，甚至死亡。

最危险的是热带热疟疾，占因疟疾死亡的 95%。孕产妇、HIV 感染者及 5 岁以下儿童的免疫功能较低，感染疟疾后很容易重症化。

非常奇妙的疟疾原虫生命周期

1880年,驻扎在阿尔及利亚的法国陆军军医夏尔·拉韦朗(Charles Laveran)在疟疾患者的血液中发现了疟疾原虫。拉韦朗刚开始研究时,认为疟疾的致病原因是沼泽中的不良空气,但他用光学显微镜观察疟疾患者的血液时,发现了红细胞内部被透明袋包着的黑粒。拉韦朗从同一个疟疾患者身上连续采血,记录了黑粒在红细胞内的成长情况。1897年,英国医生罗纳德·罗斯(Ronald Ross)终于搞明白疟蚊是疟疾的传播媒介。

带有疟疾原虫的疟蚊叮咬人后,潜藏在疟蚊唾液中的疟疾原虫子孢子随之被注入人体,然后侵入人的肝细胞内并发育繁殖。

在肝细胞内发育的疟疾原虫变成多数被称为"裂殖子"的形态后,就会破坏肝细胞并汇入血流中。这些裂殖子继续侵入红细胞内,约48小时后又会分裂成20～30个,破坏红细胞后,再次汇入血流,继续侵入新的红细胞,一直循环反复下去。

当患者体温急速上升时,说明红细胞已被破坏。而且红细胞内的疟疾原虫有时候变成雌雄的生殖体,生殖体在疟蚊吸血时又回到疟蚊体内,在蚊子的肠内进行有性生殖，最终成为子孢子。这种疟疾原虫的生命周期真是复杂而又奇妙。

根除疟疾的历程

以往，先进国家为了根除疟疾采取了各种各样的举措。

要根除疟疾，最重要的当然是消灭作为病原虫传播媒介的蚊子。例如在美国南部，清理蚊子滋生地，并在水面洒油，或是喷洒驱赶蚊子的奎宁水。奎宁是从南美洲安第斯山脉生长的"规那"树中发现的抗疟疾药。

在水库等地消杀蚊子的幼虫孑孓，或在门窗上安装纱网，也可有效防止疟疾。第二次世界大战期间，曾使用氯系杀虫剂DDT等消杀蚊子。

此外，1970年通过喷洒DDT、清理蚊子滋生地、扩大抗疟疾药的使用范围等方法，估计保护了5亿多人免于疟疾感染。虽然如此，但最近又发现，对治疗药物或杀虫剂具有抗药性的疟疾有所增加。由于气候变暖导致媒介蚊的滋生地区逐渐扩大，这些令人担忧的新难题还有待解决。

⓭

霍乱如今已是第七次在全球流行

严重拉稀，几小时就可能死去

"霍乱"是由于食用了被感染者排泄物中霍乱菌污染的水或食物而进行传染的。霍乱菌大多会被酸性的胃液杀灭，但总有一些漏网的霍乱菌，它们一旦到达小肠便会呈天文数字地增殖，释放出霍乱毒素，引起严重的拉肚子、呕吐、发烧等症状。

80%的发症病人会从轻症转为中等，然后便逐渐痊愈，但也会有20%的患者严重拉肚子。总体致死率为2.4%～3.3%，重症患者的致死率高达50%。

霍乱最大的特征就是拉肚子，拉出像淘米水（或牛奶）一样的白色液体。由于是短时间内大量排泄，如果不及时治疗，会急速造成脱水状态，几个小时内便会死亡。

霍乱患者多为 5 岁以下的儿童。患者要躺在"霍乱便床"上，床中央开着口子，口子下方放着水桶以便接患者的排泄物。笔者曾经在亚洲某国霍乱医院亲眼看见生病的孩子们一排排地躺在床上的惨景。

脱水会使患者身体眼看着瘦弱下去。重症的病人，一天的排泄物多达十升到几十升。病人的眼窝凹陷，破裂的血管导致皮肤发黑溃烂，手指尖出现纵向皱纹，像是"洗衣婆的手"。

在全世界多次反复大流行

霍乱是全球范围流行的传染病。历史记载最早的是，印度风土病的霍乱从孟加拉地区开始蔓延到其他亚洲国家，这是第一次世界大流行（1817—1823 年）。

又过了三年，在印度开始第二次大流行（1826—1837 年）。第二次大流行时，便蔓延到中东、非洲、欧洲、北美洲、中美洲，巴黎、伦敦的死者分别为 7000 人和 4000 人。

第三次大流行（1840—1860 年）造成更多人死亡，

意大利 140000 人、法国 24000 人、英国 20000 人。这个时期在日本历史上叫作安政霍乱大流行（1858 年），日本死者多达 290000 人。

从 1961 年到现在还在流行的，算是第七次了。

世界上每年会有 130 万人到 400 万人感染霍乱，据推测，病死人数从 21000 人到 143000 人不等。患者往往出现在没有安全水源且卫生环境恶劣的地区。

曾经屎尿遍地的欧洲

当时的欧洲之所以发生大流行，应归咎于上下水道不完善。

约 2000 年前的古罗马帝国时代，上下水道都很齐全，那时就已经有冲水厕所了，也修建了公共厕所。考古学家发掘出的一处公厕竟有 1600 个便器。因火山喷发被埋掉的庞贝遗迹中，也发掘出家庭厕所。

但是，随着古罗马帝国的灭亡，厕所也销声匿迹了。因为毁灭古罗马帝国的北方日耳曼民族主要过着狩猎生活，他们不会在家里费事地修建厕所。

工业革命（1860 年前后）以后，人们大量集中到城市里居住，一时难以处理粪尿，便把粪尿丢弃到大街上或院子里，道路或广场上屎尿遍地。

当时的人们对这些屎尿也仅仅是象征性地清理而已，因此许多屎尿渗入地下，使得病原菌污染了水源。

霍乱流行逼出了上下水道的普及

在巴斯德提出"否定自然发生论"之前，人们认为霍乱等疾病都是由污浊的空气（瘴气）造成的。

1855 年，麻醉学家约翰·斯诺（John Snow）明确证明了"霍乱的起因不是瘴气而是水质"。斯诺在伦敦流行霍乱时，曾挨家挨户调查了所有死者的家庭饮用水。

结果发现，这些家庭的人都是因为饮用了黄金广场宽街的井水而感染了霍乱。于是将这口井的水泵封禁起来，不久，霍乱的流行便平息下来了。

英国首都伦敦从 1855 年开始着手完善下水道，将以前直接排放到泰晤士河的污水改为通过下水道引到下游排放。欧洲各国及美国等地也都纷纷着手完善了下水道。

日本修建近代水道是从 1887 年开始的。那年的 10 月 17 日，横滨正式开始自来水供水。其后在函馆、长崎、大阪、广岛、东京和神户也相继开通了自来水。

但是，至今仍然有许多人不得不生活在没有安全用水且卫生环境恶劣的地区，他们的感染风险依然居高不下。

14

埃博拉病毒病等新兴传染病

非洲突发的埃博拉出血热

"埃博拉出血热（埃博拉病毒病）""艾滋"
"SARS""MERS"等，这些近年来新出现的传染病
叫作"新兴传染病"。

新兴传染病出现的主要原因，是森林过度开发及破
坏导致野生动物与人类的接触增多，野生动物带有的病
原体传染给人类的机会也就增多了。

"埃博拉出血热"是属于病毒性出血热的一种传
染病。

1976 年，苏丹初次发现了出血热，刚果北部的医
院又发生了大规模的交叉传染。最初的埃博拉出血热患

者曾被怀疑是患疟疾，在治疗过程中，针头没有做好消毒，导致用同一个针头注射的9名患者全部死亡。

当地对这种未知的疾病束手无策，使得疫情扩散。初期318名患者中，近九成的280名患者死亡。

从突然发烧、强烈的倦怠感、肌肉痛、头痛、嗓子痛开始，到出现呕吐、拉肚子、发疹，再后来就是出现肾脏和肝脏功能衰竭、昏迷或出血等症状。

出血及多脏器衰竭时，全身的黏膜处都会出血，表现为"全身的孔穴出血"。而且全身浮肿，打点滴后的针孔也出血不止，为测血压而绑紧血压计袖带也会引起内出血，恐怖的症状令人望而生畏。

埃博拉出血热在非洲各国反复流行，其中最大规模的是2013年底始于几内亚共和国并蔓延到利比里亚共和国、塞拉利昂共和国的大流行。对此，WHO宣告了"国际关注的突发公共卫生事件（PHEIC）"。

这次的传染蔓延源于卫生器材不足及葬礼时用手接触并亲吻遗体的习惯等，直到2016年3月疫情解除，共有近30000人被传染（包括疑似病例），其中有近40%的患者死亡。从2018年到2019年发生在刚果的疫情，也被宣告为"国际关注的突发公共卫生事件

（PHEIC）"。

此外，埃博拉出血热并不一定伴有出血症状，如果过于拘泥出血症状的话，反而容易疏忽对疾病的确诊。现在国际上将此传染病通称为"EVD（埃博拉病毒病）"。

发达国家也不能疏忽大意

1989 年，从菲律宾运到美国首都华盛顿郊外的马来猴感染了埃博拉出血热，这成为一个大事件。

为此，该机构饲养的 450 只猴子全部被宰杀。美国首都出现埃博拉出血热的新闻造成了巨大的恐慌。纪实文学《病毒浩劫》（*The Hot Zone*，理查德·普雷斯顿著）及电影《恐怖地带》（*Outbreak*，达斯汀·霍夫曼主演）均来源于该事件。

这种由实验用动物传入的新兴传染病在其他国家也有发生。1967 年联邦德国的马尔堡和法兰克福，曾经发生过从乌干达共和国进口的非洲青猴传染出血热（马尔堡病）的事件。人畜共通传染病不仅要对人类进行检疫，也必须对可能带有病毒的所有动物进行检疫。

虽然现在大多检疫所在检疫时均重视有无传染病，但发达国家也不能乐观地认为这就可以高枕无忧了。

全球化与大流行的关系难以摆平

另一方面，气候变化（全球变暖）使得热带蚊子的分布范围不断扩大。2014 年，"登革热"就曾在日本传染开来。

人们认为疟疾是人类可以战胜的传染病。日本在第二次世界大战后，通过"DDT"等杀虫剂的普及，成为没有疟疾的国家，但现在 DDT 因为毒性副作用而被禁用了。彻底根除疟疾是不可能的。

1937 年，乌干达发现的西尼罗河热不仅在非洲传播，也蔓延到中东、西亚、澳大利亚。1999 年，西尼罗河热又在美国纽约发生集体传染，传染区域不断扩大，如今已经在美国国内扎下了根。

环境破坏导致大面积森林消失，有人推测在 21 世纪中叶，将会因气候变化（全球变暖）带来的干燥化，导致世界最大的热带雨林亚马孙河消失近一半地区。由于森林破坏造成人与野生动物的接触增多，恐怕有些我们还不知道的新传染病会被带到人类社会，带来世界局势的大变动。

另外，气候变化也导致沙漠化及永久冻土的融化。有人推测，因环境变化造成失去住所的环境难民，现在每年已经高达 1000 多万人，到 21 世纪末，每年可能会达到 1 亿人。

　　人员的大迁移带来卫生状态的恶化，移动距离的增加使得传染病更容易蔓延。对新兴传染病及再发传染病的出现并流行的担忧，今后也会不断增多吧。

　　环境问题往往容易从保护野生动物和资源的视角来阐述。对于今后的人类社会来说，环境问题带来的传染病确实会改变世界，很有可能成为关乎人类生死存亡的巨大难题。

⑮

世界三大传染病之一——艾滋病

难以洗刷偏见和歧视的艾滋病史

威胁人类生存的三大传染病是"艾滋病（HIV导致的获得性免疫缺陷综合征）"、"肺结核"和"疟疾"。

据2009年统计，一年内新感染艾滋病的患病者有260万人，肺结核的患病者有940万人，疟疾的患病者有2亿多人。

从感染人数来看，疟疾占绝对优势，但从死亡人数来看却正相反，艾滋病的死亡者是180万人，肺结核是170万人，疟疾是78万人。

1980年前后，欧美的同性恋人群中出现了免疫力下降、平常不会作恶的共生菌却引发了传染病的患者。

这就是现在所说的艾滋病。

巴斯德研究所的吕克·蒙塔尼耶（Luc Montagnier）与弗朗索瓦丝·巴尔－西诺西（Françoise Barré-Sinoussi）从患者身上发现了"HIV（HIV-1）"病毒，他们俩因此获得了 2008 年诺贝尔生理学或医学奖。此外，蒙塔尼耶等人在 1985 年又发现了另一种"HIV（HIV-2）"病毒。

这些都属于新兴的"人畜共通传染病"。

虽然主要感染者属于特殊性生活的少数群体，传染力也较弱，但这些特点并未形成大众的共识，因此社会舆论中充满了对感染者的偏见和歧视。

"得了艾滋病就会死"的误解至今也没有彻底消除，如何消除对感染者的歧视和偏见仍然是个难题。其实，只要进行治疗，基本可以预防艾滋病的发病。如果担心自己有感染风险的话，不必有顾虑，最好直接去接受检查和治疗。

三大传染途径

现在，艾滋病的主要传染途径可分为性行为传染、血液传染、母婴传染这三大类。其中最多的是性行为传染，不仅在同性之间，也在异性之间传染。为防止传染，在性行为中，应该使用安全套，其目的不只是为了避孕，而是为了避免皮肤黏膜的互相接触。

血液传染的多数情况发生在医疗体制不完善的国家，是由于对注射针头等医疗器具没有经过正确的消毒而对多人使用造成的。现在，国内都使用一次性医疗器具，几乎没有这样的危险。

即使是发达国家，也发现过因为共用毒品注射针头而造成的传染，所以在国外期间一定要注意不能因好奇而体验毒品。医务人员等在遇到针刺等事故造成传染危险的场合，可以在事后服用抗 HIV 药预防感染。

目前，在怀孕初期进行的血液检查中就包括 HIV 抗体检测，已经建立了预防母婴传染的机制，只要做好检查和应对措施，传染的可能性是非常低的。

HIV 感染 ≠ 艾滋病

感染 HIV 后，大多会出现和感冒或流感相似的急性症状，感染初期抗体数还没有上升，所以这时进行抗体检查有可能呈阴性。但如果在 5 年到 10 年的无症状期内置之不理的话，免疫细胞就会慢慢减少，从而出现艾滋病症状。

　　HIV 属于一种逆转录病毒，在免疫细胞的基因内将病毒的基因刻入（逆转录）并潜伏下来。因此，只是清除体内的病毒还达不到治疗效果。为了防止病毒的逆转录、防止向人的基因内插入病毒基因及病毒蛋白的合成等，必须长期服用几种药物才能抑制病毒的增殖。通过抑制病毒增殖来防止艾滋病发病，也可以长久地正常生存。而且，有望根治的研究也在推进，治疗效果正在日益提升。

　　另一方面，一些发展中国家艾滋感染者还很多，相应措施仍然迫在眉睫。希望发达国家通过援助及宣传活动，不懈地帮助他们改善医疗体制。

16

曾被称为"亡国病"的肺结核还算重大传染病吗?

冲田总司和石川啄木都死于此病

从明治时代一直到第二次世界大战结束,每10万人中就有200多人因"肺结核"而死。现在肺结核的致死率仍然很高。

江户时代"新选组"(拥护明治维新前的幕府统治的武装集团)的冲田总司(1842—1868年)和长州藩的高杉晋作(1939—1867年)、明治时代的文学家樋口一叶(1872—1896年)、石川啄木(1886—1912年)都是在20多岁就因肺结核而英年早逝的。另外,诗人正冈子规(1867—1902年)也是在30多岁时死于肺结核。

1882年，罗伯特·科赫（Robert Koch）发现了结核菌，他也因此在1905年荣获了诺贝尔生理学或医学奖。科赫在1890年将从结核菌中提取的蛋白质作为抗原，发明了结核菌素注射法。虽然对当时的治疗没有起到预期的作用，但能用于对结核菌传染的诊断。

第二次世界大战前，得了肺结核后只能静养并补充营养，所以兴建了许多肺结核患者的疗养院。第二次世界大战后，随着抗菌药物的问世，可以施行外科手术了，直到1955年，才终于通过使用多种抗菌剂（抗结核药）达到了肺结核的治愈效果。不过，也需要花费两三年的治疗时间。

文学作品中描写过的肺结核

年纪轻轻就因患肺结核而早逝的悲情人物，在众多文学作品中都出现过，有名的可以说是吉卜力工作室宫崎骏导演的动画片《龙猫》吧。影片中七国山医院的原型就位于东京都东村山市的八国山绿地，这里至今都保留着电影中描绘的杂树林。

堀辰雄的小说《起风了》中，堀辰雄自己就是主人公，故事背景地就是肺结核的疗养院。宫崎骏导演2013年的同名电影就是根据堀辰雄的《起风了》改编的。

虽然电影和动画片描写的都是恋人因肺结核而死的情节，但堀辰雄的《起风了》中"纵有寒风起，人生难言弃"的这句台词中，却饱含着虽然想活下去但不知能否如愿的不安感。与此相对，宫崎骏导演的动画片《起风了》的宣传词是"纵有寒风起，必须活下去"，这句台词中已经没有了茫然的不安感。可见现代已经发现了治疗方法，过去的不安感便从宣传词中淡化了。

接种卡介苗

现在预防肺结核的"卡介苗"，所用的疫苗是从牛感染的牛型结核菌中培养的，与天花接种疫苗来自牛痘（其实是牛感染的马痘）很像。

卡介苗接种不仅可以预防肺结核发病，也可以预防婴儿容易感染的结核性脑膜炎及粟粒性肺结核等疾病的重症化。虽然日本的结核发病率约是美国的 4 倍，但婴儿的发病率却比美国低，这可以归功于卡介苗的接种。

并且，有人认为卡介苗接种不仅能够增强免疫力，还可以防止新型冠状病毒肺炎的重症化，这个说法一时成为热门话题，但这种假说还有待于今后的验证。

再发传染病

虽然肺结核的治疗法已经基本确立，但肺结核的传染率却很难下降。1999 年，肺结核的患病率甚至还有所上升。

2015 年，每 10 万人中就有 14 人患肺结核，这在发达国家中算是很高的，因此日本被视为"肺结核中度蔓延国"。教育机关、医疗机构等时而发现集体感染，因此，政府号召人们重视体检及感觉身体不适者应切实接受检查。

2018 年，全世界每年有超过 1000 万人感染肺结核，其中 160 万人病死。南亚、东南亚及非洲的患病率较高，而且在非洲的 HIV 患者群体内，肺结核的传染率也在增加。为此，必须针对这种再发传染病加紧采取相应对策。

17

历史上最吓人的天花终于被根除

天花病毒

引发天花的病毒直径约为 200 ～ 450 纳米（0.0003 ～ 00004 毫米），在病毒中算是最大型的。

天花是只传染给人的疾病，含有此病毒的分泌物、脓液或脓痂只要从口鼻侵入人体，就会在口腔或喉黏膜增殖，进而侵入淋巴结。在淋巴结内增殖的病毒又会随着血流侵入脾肺或肝脏，再经过反复增殖后到达皮肤表面，就会发疹。如果病毒侵入眼睛后继续增殖，就会导致失明。

病毒侵入人体后，要等几天后才会出现高烧、肚子痛或发疹等症状，潜伏期约 7 ～ 16 天（平均 12 天）。

直径 5 ～ 10 毫米的疹子内部的液体饱含着天花病毒。脓液混合成脓疱，不久变为黑色的脓痂。在脓痂完全剥落之前，病毒很容易传染给别人，所以患者必须隔离。患者使用的衣服和被褥也会造成传染。

天花的威胁

天花的致死率高达 20% ～ 50%，即使痊愈也会留下明显的疤痕，伤到皮肤就会留下痘坑，伤到眼睛就会失明。

天花自古以来一直给人类带来巨大的痛苦。

古埃及第二十王朝的第四代法老拉美西斯五世的木乃伊中就曾发现天花留下的疤痕。有人认为 1521 年阿兹特克帝国毁灭及 1572 年印加帝国毁灭，很大原因是入侵的西班牙人带来的天花蔓延造成的。

后来，天花又传入北美洲，使得众多的原住民死亡。当时，美国原住民印第安人没有对天花免疫，对这种病原体完全没有抵抗力。

因此，在哥伦布抵达美洲大陆后，南美、北美两大陆约 7200 万人，在 1620 年前后急剧减少到 60 万人，这都是天花等传染病及侵略战争造成的。仅在 18 世纪的欧洲，就有 6000 万人死于天花。

日本从 735 年到 738 年流行过天花，在平城京内执掌政权的藤原四兄弟相继病死。四兄弟以外的高官贵族也有多人死亡，因此朝廷政治陷入严重混乱。

天花的根除

在近代医学建立之前，人们就发现了天花具有很强的免疫性，公元前 1000 年左右的印度就曾实施过人痘法。人痘法就是将天花患者的脓液接种到健康人身上，诱发轻度病状从而获得免疫。

那时为了降低患者脓液的毒性，会先将其干燥后再使用。

人痘法在 18 世纪前半叶的英国被采用，后来美国也采用了，虽然对预防天花发挥了很大的作用，但当时接种的人群中，也有百分之几出现重症化而死亡的现象。

1796 年，英国医生爱德华·琴纳（Edward Jenner）发明了更加安全的天花预防法。琴纳行医时，听当地的农民说"在挤牛奶时自然感染牛痘的人以后也不会得天花了"。牛痘一直是比天花安全的疾病，琴纳就潜心研究使用牛痘预防天花的方法。1796 年 5 月 14 日，琴纳尝试着在自己家用人的 8 岁儿子身上接种了牛痘脓液，男孩虽然出现了发烧和不舒服的感觉，但没有出现更严重的症状。六个星期后，琴纳又给男孩接种了牛痘脓液，结果不出所料，男孩再没有出现天花症状。

以此牛痘预防接种为契机，19 世纪末，人们开始了针对狂犬病、伤寒、霍乱、鼠疫的预防接种。通过预防接种，使我们的身体具备了抵抗新病原体的能力。牛痘病毒与天花病毒的 DNA 核酸序列非常相似，两者的形态和性质也非常相似。我们的体内只要记住一次牛痘病毒，以后此种病毒或与此极为类似的天花病毒一旦侵入，身体便会立即察觉并应战，从而击退病毒。

天花的疫苗已被妥善储备

琴纳发明的天花预防接种方法（种痘）迅速普及欧美各国，据说在 1810 年，中川五郎治将此方法经由俄国带入日本，但是中川却将这个接种法秘不外传，所以没有广泛传播，知者甚少，并没有得到普及。

日本正式普及天花预防接种是在 1849 年。疫苗是无毒化或弱毒化的病原菌，通过接种使身体里产生针对病原体的抗体，从而获得对传染病的免疫力。

到了江户时代末期，日本已经普及了天花疫苗的接种。

天花不会传染给人类以外的动物，而且种痘可以完全实现预防效果，所以WHO主导了根除天花的工程，终于在1977年以后，世界上再没有出现过天花患者。

1980年5月8日，WHO正式宣布了全球成功根除天花的宣言。从1958年WHO最早提出要努力"将天花从地球上彻底消灭"的倡议，到最终实现该目标，花费了22年。

如今，天花是人类传染病中唯一被根除的疾病。

18

生活中引发食物中毒的微生物
无处不在

食物中毒最典型的就是拉肚子

离我们最近而且最频发的传染病，可以说是细菌或病毒造成的食物中毒吧。食物中毒一直伴随着人类的历史。

食物中毒的原因大致分为"微生物（细菌、霉菌或病毒）""自然病毒""化学物质"三大类，其中影响最大的是微生物。如今的食品大多低盐、低糖，这种状况更适于微生物的繁殖。

食物中毒的危险时刻围绕在我们身边，这并不是危言耸听。其实在食品安全中最应重视的就是预防食物中毒。

日本厚生劳动省每年接到的食物中毒报告有1000件左右。2017—2019年的报告显示，每年有1000多起食物中毒事件，患者人数约为13000～17000人。

不同原因的食物中毒发生件数如下：

原因菌、病毒	2019年	2018年	2017年	3年合计
诺如病毒	6889	8475	8496	23860
空肠与大肠弯曲菌	1937	1995	2315	6247
产气荚膜杆菌	1166	2319	1220	4705
沙门氏菌	476	640	1183	2299
葡萄球菌	393	405	336	1134
其他病原大肠杆菌	373	404	1046	1823
肠道出血性大肠杆菌（VT产生）	165	456	168	789
蜡样芽孢杆菌	229	86	38	353
合计	11628	14780	14802	41210

出自：日本厚生劳动省《食物中毒发生状况》（2017—2019年）。

从传染原因的种类来看（如上表所示），前六位的细菌或病毒造成的患者占患者总数的绝大部分。

身体不舒服很有可能是食物中毒了

以上食物中毒的统计数据，是诊断患者的医生向日本保健所报告，再由保健所向都道府县的食品卫生主管部门报告，然后由食品卫生主管部门向厚生劳动省报告的汇总结果。也有没去医院看病的患者，或者即使去医院看病，医生也没有向保健所报告的，这些都无法反映在统计结果中。

据推测，美国 20 世纪末每年有 650 万～ 3300 万人食物中毒。美国的人口约为日本的两倍，所以推测日本的患者人数是美国的一半左右。

当我们感觉到感冒或夜里着凉的症状时，其实也许就是食物中毒。家庭内的食物中毒，往往症状较轻，发病的人数也就一两个人，所以很难察觉。正因如此，也出现过没有察觉是食物中毒而导致重症并死亡的事例。

冬季容易引起食物中毒的诺如病毒

容易引起诺如病毒感染的食物是牡蛎等贝类。冬季疾病较多，尤其是从 12 月到次年的 1 月，是诺如病毒感染的高峰期。

过去认为"食物中毒大多是在夏天。但患者人数最多的由诺如病毒引起的食物中毒多在冬季，所以要纠正这种偏见。因为牡蛎是冬季上市的美食。

　　除了生吃含有诺如病毒的牡蛎而引起食物中毒，感染者的粪便、呕吐物，或这些污物干燥后随尘土飞扬，都可能造成病从口入引起次生污染。

　　一旦感染就会出现非细菌性急性胃肠炎，拉稀便或突发性呕吐，有时会肚子痛、发烧。潜伏期为 1～2 天。

　　由于对消毒用酒精等的耐性较强，所以用流水和肥皂认真洗手是最好的预防方法。而且，牡蛎等贝类应该在中心温度达到 85℃～90℃时进行 90 秒以上的充分加热，烹饪器具应用开水或次氯酸钠漂白剂消毒。

　　食物中毒的预防原则就是"认真洗手和彻底加热"。

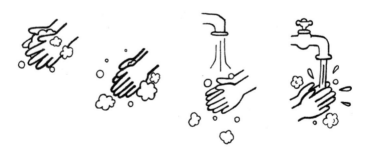

绝不能盲目相信冰箱的效果

空肠与大肠弯曲菌造成的食物中毒，是因为这种细菌含在家畜（牛、猪、鸡）或宠物（狗、猫）等粪便中，污染了食品或水源，而人食用后发病。潜伏期为 2 ～ 7 天，症状有拉肚子、肚子痛、发烧，经常伴有便血。

这种细菌对低温的耐性较强，在 4℃环境中也能长期存活，所以，绝对不能过度相信冰箱的保质效果。

其实细菌或病毒引起的食物中毒，不能通过冰箱保存来预防，因为冰箱不能杀菌。要知道冰箱只是能抑制细菌或病毒的增殖，而不能消灭细菌或病毒。

产气荚膜杆菌造成的食物中毒患者最多

产气荚膜杆菌广泛存在于大自然的水土中，以及健康的人、牛、鸡、鱼等动物的肠内等。

这种细菌在肠内增殖，生出芽孢时会释放毒素而引起发病。芽孢的耐热性较强，加热过程中，其他细菌被杀灭，它也能活下来。在大型锅灶及这种细菌喜好的缺氧环境中，烹饪后自然放冷到 50℃以下时，细菌就会从芽孢中发芽，并开始增殖。

所以如果在用餐的前一天做好大量的饭菜，并在室温环境中自然存放，常常会造成众多人员的食物中毒。在家庭环境中，产气荚膜杆菌引起的食物中毒与其他食物中毒相比算是比较少见的。

日本食物中毒始于沙门氏菌

沙门氏菌广泛存在于大自然里，是可以传给人类、家畜、爬虫类、鸟类等的"人畜共通传染病"的细菌。

沙门氏菌不耐热，所以通过彻底加热可以防止食物中毒。但因加热不充分而没有杀灭细菌或次生污染等，仍会引起食物中毒。

沙门氏菌对低温和干燥的耐力较强，可以长期存活。食品变质是引起人类中毒的主要原因，如牛肉、猪肉、鸡肉、鸡蛋等，所以在购买鸡蛋时要挑选新鲜而且没有裂缝的。

怎么避免食物中毒

许多细菌及病毒引起的食物中毒，其实可以通过真空保存防止增殖或加热杀菌避免。但也有像黄色葡萄球菌那样具有较强的耐热性，或是像肉毒杆菌那样具有较强的耐真空性的细菌，所以，"不沾染""不增殖""清洗""彻底消毒"，还是非常重要的。

冰箱或冰柜虽然可以有效实现"不增殖"，但却没有杀菌的作用，所以最好还是一次性保存为好。

而且杀菌与抗菌的定义完全不同，不能迷信抗菌效果。山葵、生姜、儿茶素等虽然有抗菌性，但没有杀菌性。

第三章

有益于我们生活的微生物

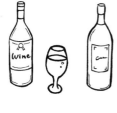

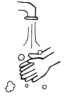

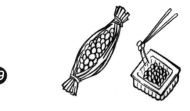

19

发酵与腐烂有什么不同?

你爱吃纳豆吗?

"哎呀,怎么这么臭!又臭又黏,怎么能吃得下去呀!"

"我常听说纳豆特别臭,但是吃到嘴里倒觉得不那么臭了。味道也比想象的好得多。但吃完后翻上来的那种黏糊糊的感觉,让人觉得很难受。"

大多数第一次看见或尝到纳豆的外国人大概都是这种感受,但对于日本人来说,纳豆却是每天必不可少的美食。

都是微生物带来的效果

如果把食品放置不管，就会渐渐地发现其外观、气味和味道都会有变化，最后就不能吃了。这是因为食品中含有的蛋白质及碳水化合物等成分被微生物分解了。这种现象就叫腐烂。鱼或肉的蛋白质被微生物分解后产生带氨味儿的腐烂臭气，就是典型的腐烂。

另一方面，发酵食品也是一种微生物带来的分解现象，最常见的就是酸奶和酒，因为糖分被微生物分解而产生了乳酸和酒精等。

这么说来，读者也许容易简单地以为蛋白质的分解就等于腐烂，糖类的分解就等于发酵，但其实并不是这样。

腐烂多出现在含有较多蛋白质的食品中，如米饭、蔬菜、水果等。而且即使是相同的原料，名称也不同，例如将蒸的大豆中纳豆菌繁殖称为"发酵"，煮的大豆中纳豆菌自然繁殖而产生黏液和氨臭就称为"腐烂"。

而且，乳酸菌在做酸奶或味噌时的增殖叫作发酵，在清酒中的增殖就叫腐烂。

腐烂和发酵的不同之处，并不是根据微生物的种类或生成物的不同而定义的。

　　微生物带来的效果如果是对人类生活有益的就叫发酵，对人类有害的就叫腐烂。所以说，纳豆对爱吃的人来说是发酵食品，对不爱吃的人来说就是腐烂品了。不过纳豆并不是对人有害的食品，所以，说它是腐烂品好像有些冤枉它了。

　　发酵和腐烂的区别可以简单归纳如下：

　　发酵：微生物的活动使得食品对人类有益；

　　腐烂：微生物的活动使得食品对人类有害。

腐烂与食物中毒

　　食物腐烂后，颜色或味道受损，看着不能吃了，但即使在这种状态下，只要是食物里没有引发食物中毒的细菌或病毒，大多也不会出现拉肚子或呕吐等特定症状。

　　相反，即使没有腐烂，但引起食物中毒的细菌或病毒也可能增殖。比较多的食物中毒病例中反倒是因吃了外表或气味都没有变化的食品而引发的。

　　我们生活的地球上到处都有微生物。如果没有这些微生物，不仅食品不会腐烂，就连生物的尸体也不会腐烂，那么地球上的尸体就会堆积如山，物质循环也会终止。

腐烂虽然是被人厌恶的现象，但微生物对地球上的所有生物来说，都是不可缺少的。

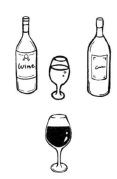

⓴

葡萄酒、啤酒、日本酒与酵母

酿酒的主角

1879 年，法国的路易·巴斯德（Louis Pasteur）发现了葡萄酒是酵母菌发酵的结果。

酵母从生物的分类来说，属于与霉菌或蘑菇相同的"菌类"。截至目前，人类已发现了上千种酵母，大家都知道做面包时要用发酵粉吧。

酵母的发酵：

准备 100 毫升 30℃左右的温水。

放入一小勺砂糖，撒入 1 克左右的发酵粉。

等两个小时，酵母就开始积极地分裂了。

用显微镜观察，酵母是一种单细胞生物，直径为 5 ～

10 微米（0.005 ~ 0.01 毫米），所以肉眼是看不见的。它像植物细胞一样，细胞膜的外侧具有细胞壁，细胞膜内侧又充满了 DNA 核、线粒体及细胞质。

糖分是酵母的主食，没有糖分，酵母就无法工作。将糖分吸收到体内的酵母会把它分解后将酒精和二氧化碳排出体外，这个过程就叫酒精发酵。通过这种酵母微生物的活动，含有糖分的液体就变成含有酒精的酒。例如，葡萄酒就是葡萄果汁通过酵母的活动产生的。

酿酒的历史

你知道最古老的酒是什么酒吗？那就是葡萄酒。

美索不达米亚地区的人们从公元前 4000 年就开始喝葡萄酒了。当时，在底格里斯河与幼发拉底河之间的美索不达米亚平原，苏美尔人建立了高度的文明，他们用捣碎了的葡萄做成葡萄酒。

在公元前 17 世纪到公元前 14 世纪，希腊人也将摘下的葡萄放到木桶里用脚踩碎，从榨出的葡萄汁中提取了葡萄糖。

即使不是葡萄，其他水果的果汁中只要含有糖分，酵母也可以发酵成酒精。但是，其他水果中的含糖量不如葡萄多，所以产生的酒精量也少，风味也比葡萄酒稍显逊色。

第二古老的就是啤酒。据记载，啤酒也是公元前3000年左右在美索不达米亚地区出现的。

伦敦大英博物馆里收藏着当时的石板，石板上刻着向农耕神宁卡西奉献啤酒的楔形文字，中央还镌刻着用杵臼捣麦粒的人物。

从日本奈良时代（8世纪）编写的《播磨国风土记》的记载中，也可推断当时的日本人就已经掌握了酿酒方法。

威士忌等蒸馏酒的问世比葡萄酒或啤酒要晚得多。蒸馏酒相关的最早记录是在11世纪初的南意大利，是医生发明的医用酒精。

啤酒原料的大麦中本来不含糖分

酒的原料有许多种，除了使用葡萄酿造葡萄酒之外，啤酒、威士忌、日本酒、烧酒等的原料几乎都是大米或麦子等谷物。

但是大米或麦子的主要成分是淀粉，没有酵母菌爱吃的糖分，那又是怎样让酵母发酵的呢？秘诀就是让淀粉分解成糖分。

这样产生糖分的过程就叫"糖化"。在啤酒或威士忌原料的麦子处于"麦芽"（让麦子稍微发芽）的状态时，就可以产生许多分解淀粉的酶，从而容易促成糖化。

清酒或烧酒等日本酒，自古以来就用曲菌（曲霉菌）使大米或麦子糖化，曲菌又产生淀粉酶，将淀粉变成糖，从而营造酵母可以完成酒精发酵的环境。

在各种酒类中，唯一不需要糖化环节的就是葡萄酒，由此，我们不难理解，葡萄酒为什么是最古老的酒了吧。

酵母不止有一种

前文说过酵母的种类多得惊人，据说在大自然中有上千种。

酿葡萄酒使用的酵母是"葡萄酒酵母"。葡萄酒酵母本来就在葡萄里，即使把葡萄的果汁放置不管，酵母也会自己开始酒精发酵，但这样不会酿成优质的葡萄酒。怎么使用葡萄酒酵母，怎么控制酵母发酵的程度，是不同酒庄各显其能的关键。

酿造啤酒用的啤酒酵母中大致分为"上面发酵酵母"

和"下面发酵酵母"两类。

在日本使用最多的是低温发酵的下面发酵酵母，其特征是色泽淡而透明。

另一类是高温发酵的上面发酵酵母。这种多用于英国的淡色啤酒或德国的小麦啤酒等，具有水果或鲜花的特色香气。上面发酵酵母是因酵母吃尽糖分完成发酵时浮在发酵液上边而得名的。相反，下面发酵酵母是因发酵完成时，酵母固化沉底而得名的。

日本酒利用的酵母是"清酒酵母"。清酒酵母种类也很多，自古以来，清酒是加入空气中飘浮的"野生酵母"及存活在酒窖中的"窖藏酵母"后酿成的。

因此，不同酒窖的味道和特征大不相同，即使是相同的酒窖，也会因为年份不同甚至酒桶不同而使酒的风味各异。

而且，由于杂菌繁殖而把酒毁了的情况也不少，每年有近两成的酒就不能作为商品出售。

只发酵的酒就是酿造酒

酒精发酵而成的酒，其酒精度数是有限的，基本不能酿出 20 度以上的酒。要想酿出更高度数的酒，就必须增加蒸馏酒工序。

啤酒、葡萄酒或日本酒等，没有经过蒸馏工序的叫作酿造酒。只经过发酵的酿造酒的优点是容易保持原料的风味，酒精度数在 5 ~ 15 度，或者更低。

㉑

日本人的饮食中不可缺少的
发酵食品

活用发酵食品中的微生物

发酵食品中的主要微生物是"霉菌"、"酵母"和
"细菌"。

霉菌和酵母都是"真菌"的同类，它们俩的区别是，
霉菌是丝状多细胞，酵母是球形单细胞。

什么微生物产生什么发酵食品呢？简单归纳如下：

【**霉菌**】曲霉菌（酱油、味噌、酒、醋、味淋）、
青霉菌或白霉菌（奶酪）、鲣鱼屑霉菌（鲣鱼屑）

【**酵母**】（酱油、味噌、面包、酒）

【**细菌**】纳豆菌（纳豆）、乳酸菌（酸奶、腌菜、

酱油、味噌）、醋酸菌（醋）

曲霉菌

发酵食品利用的最重要的微生物就是"曲霉菌"。

曲霉菌就是谷物中产生的霉菌，这么说也许很容易理解吧。味噌、酱油、腌菜及日本酒这些日本自古就有的发酵食品，如果没有曲霉菌就不可能出现。所以在日本，从平安时代末期到室町时代，有一种买卖就是贩卖发酵用的曲。

做曲种并销售的作坊叫"种曲屋"。室町时代的京都有许多家种曲屋，他们把做好的种曲卖给酿酒作坊。

这种霉菌是将大豆或大米中含有的蛋白质分解成氨基酸，将淀粉分解成糖分。日本人的祖先从各种各样的霉菌中挑选出有用的曲霉菌，用来做味噌、酱油和酒等。

所以可以说，曲霉菌给日本的传统饮食文化带来了重大影响。除了酱油和味噌，味淋和醋等调味料也都必须使用曲霉菌。

酱油香气弥漫的野田市

日本千叶县野田市是历史悠久的著名酱油产地。乘坐东武铁道野田线（东武都市公园线）来到野田市站，就会有一股酱香扑鼻而来，这是从车站附近的龟甲万酱油厂飘来的。

野田市占据着保障酱油原料的绝佳地利位置，从江户时代初期以来，这里有关东平原培育的优质大豆和小麦，也有江户湾出产的海盐，而且还有生产酱油不可或缺的优质水源，在没有铁路的江户时代，还可以利用江户川的水上运输向江户这个巨大的消费市场源源不断地供货，盛极一时。

野田市的酱油产量在日本至今仍保持第一。

酱油的制作方法

制作酱油的原材料是大豆和小麦、曲霉菌和酵母，再加上乳酸菌。

制作方法：

将大豆高温蒸熟，把小麦高温翻炒后用滚筒碾碎。

把大豆和小麦混合，加入曲霉菌。

碾碎的小麦包裹着含有水分的大豆，再在表面上撒上曲霉菌。这样一来，曲霉菌就会在大豆和小麦的滋养下不断增殖，大约三天就变成了"酱油曲"。

在酱油曲中加入盐水就成了"醪糟"，盐水能抑制曲霉菌的过度繁殖，将大豆的蛋白质变成氨基酸，将小麦的淀粉变为糖分。

1～2个月后，吸收了糖分的酵母和乳酸菌就开始活跃起来。酵母把糖分变为酒精，乳酸菌把糖分变为乳酸，从而增加了酱油的香气和鲜味。

再经过几个月，活跃的微生物沉静下来，变成了熟成的醪糟。

在这段时间，通过控制供氧和温度等，促使酵母和乳酸菌更加活跃。

将熟成的醪糟压榨出来的酱油叫"纯酱油"。再把纯酱油放在储罐里静放3～4天，分离成表面的酱油和

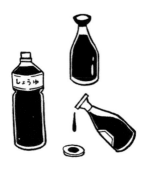

底部的沉淀物。最后把纯酱油加热。

加热的主要目的是杀菌，但杀菌的同时还要调整酱油的色香味，让酶的活动停止，从而稳定品质。

没有经过加热的酱油叫"生酱油"，其特点是新鲜的香味和醇厚的口感。吃生鱼片和凉拌豆腐时适合用"生酱油"，但要注意，"生酱油"容易氧化，风味很容易消失。

各酱油厂都使用自己的曲霉菌菌株，所以生产出的酱油风味也稍有不同。

要生产美味的酱油，最重要的就是保证优质的原材料并营造能够促进微生物活跃的环境，不仅是酱油，味噌、奶酪、纳豆等其他发酵食品也是一样。

发酵食品的优点如此之多

益于消化吸收和改善肠道环境

发酵食品在发酵过程中已经被微生物分解，所以进入我们的消化道后能够更顺利地被消化吸收，这一点就是发酵食品的有益之处。与只是被煮熟的大豆相比，纳豆中的营养就更容易被消化吸收。乳酸菌已经将蛋白质和脂肪进行了分解，所以与牛奶相比，酸奶更容易消化。

增加鲜味

在微生物的作用下，食品中的淀粉被分解为糖分而产生了甜味；蛋白质被分解后就会产生鲜味的源泉——谷氨酸和肌苷酸。发酵食品通过微生物在原材料本来的味道上增加了独特的风味，所以与原材料相比，鲜味、酸味及香味都更浓郁了。

提高营养价值

煮熟的大豆与纳豆的营养成分相比，纳豆中的维生素 B6 增长了 6 倍，叶酸增长了 2 倍，维生素 K 竟然增长了 84 倍，而且发酵时产生的纳豆菌具有融化血栓的作用。酸奶与原料牛奶相比，维生素 B 的含量也有所增加。

延长保存时限

牛奶长久放置就会变质，但是发酵成奶酪就能够长久保存；容易腐烂的鲣鱼做成鲣鱼屑就可长期保存。韩国泡菜在乳酸菌的作用下，蔬菜中含有的糖分产生乳酸，使得腌菜汁保持酸性，从而抑制杂菌繁殖。这些都是发酵食品的优点。

日本是世界第一发酵食品大国

日本之所以被称为发酵食品大国，是因为日本自古以来就有种类丰富的传统发酵食品。仅仅是腌菜就有上百种，酱油也有淡口、浓口等许多种类。不同地区的味噌也各具独特风味。

㉒

人类的共生菌

什么是共生菌?

胎儿在妈妈肚子里时是无菌状态,但是从出生的那一刻起,就会在细菌的包围下度过一生。我们身体的表面,尤其是皮肤及消化道等与外界接触的部位,都会有各种各样的细菌或霉菌等"共生菌"。

说起共生菌,一般是不包括病毒的,但病毒也是理所当然存在着的。

人体中的共生菌数量庞大,在大肠等肠内约有 100 兆个,口腔里约有 100 亿个,皮肤上约有 1 兆个。

人类的共生菌从婴儿呱呱坠地时就有了

生产时，胎儿会通过产道（阴道等），这时母亲身上的共生菌就会粘到婴儿的皮肤、口鼻及肛门上。婴儿出生后，也会吸入空气中的各种细菌。

剖宫产的婴儿，不仅会接触母亲产道中的细菌，也会接触母亲皮肤上和医院环境中的细菌。

刚出生的婴儿肠内虽然是无菌状态，但出生 3 ～ 4 个小时后就会沾染上细菌，开始吃奶后，细菌数量会急剧增加，出生一个月之内，双歧杆菌属就会扎下根来。经过辅食时期，到 3 岁以后，细菌的种类就会变为和成人一样了。

如此看来，我们都是和许多共生菌一起生活的。

皮肤是防守外界病原菌的城墙

我们来看看共生菌扎根的皮肤吧。我们的皮肤是感受季节变化、防守外来刺激及细菌等感染的最直接的器官。

皮肤大致分为表皮（约0.2毫米）、真皮（约1.8毫米）、皮下组织三层。表皮的最下面是基底层，由新鲜的细胞组成。由内向外逐渐增长，大约两个星期就形成了最外

侧的角质层。角质层厚约 0.02 毫米，虽然非常薄，但
具有防止外界物质的侵入并防止内部水分流失的作用。
角质细胞约两个星期就会一点点剥落，这就是皮垢或头
皮屑，全身每天会脱落 3 ~ 14 克。

也就是说，全身皮肤约四个星期（也有说六个星期）
就会重新更换一次。新的细胞在基底层形成后经过 28
天就会上升为角质层并剥落，如此形成皮肤的新陈代谢。

即使皮肤表面粘上危险细菌，经过四个星期也会随
着角质细胞剥落。

约占皮肤 95% 的真皮具有把营养和氧气送到皮肤
组织的重要作用，真皮下的皮下组织中含有脂肪，具有
保持体温和缓冲外来刺激的作用。

皮肤共生菌

大多情况下，每平方厘米的皮肤上都有十多万个细
菌，它们大多隐藏在皮肤角质的缝隙里。

最常见的皮肤共生菌是葡萄球菌同类的"表皮葡
萄球菌"。葡萄球菌直径为 0.8 ~ 1.0 微米，每一个都
是圆球形细菌，集中在一起形成葡萄串形状。表皮葡
萄球菌分布在皮肤表面，约有几亿个。表皮葡萄球菌

也被叫作"美肤菌"，因为它可以把随着出汗和皮脂腺分泌出的皮脂当作营养，将其分解成脂肪酸，从而保持皮肤表面的弱酸性，并产生滋润皮肤的甘油、有机酸等物质。

皮肤上还有诸如黄色葡萄球菌（引发食物中毒或伤口毛囊炎等化脓）、痤疮菌（在粉刺中增殖）、腋臭菌（形成狐臭味儿）、霉菌类白癣菌（引起脚气等）、酵母类真菌马拉色菌（引起外耳炎或皮肤炎）、酵母类真菌念珠菌（引发口腔念珠菌病、皮肤念珠菌病、生殖器念珠菌病）等。

这些都是被称为病原菌的细菌。即使如此，只要维护皮肤与共生菌的平衡，稍微有些病原菌或霉菌也会被挡住。只要皮肤润泽，就说明皮肤与共生菌的平衡保持良好。

但有时候也会发生皮肤病，平时比较老实的细菌也许在某些原因下开始大量增殖。化脓就是由于黄色葡萄球菌增殖造成的。

洗脸时会洗掉一些共生菌，但通常残留在毛孔中等处的细菌会马上增殖，30分钟到2个小时左右，就会恢复原状。但用卸妆水或洗面奶洗脸的话，皮肤就会偏向为碱性，表皮葡萄球菌等就无法生存了。所以，考虑到共生菌的益处，应该注意不要过分清洁为好。

㉓

肠道菌群的作用

消化道内的共生菌

从口腔到肛门的食物通道叫作"消化道"。人的消化道是一条长长的管子，依次为"口腔""食道""胃""小肠""大肠""肛门"。

成人的消化道长约 9 米。消化道以外，加上唾液腺、肝脏、胰脏等消化及吸收食物的器官，合在一起叫"消化系统"。

我们吃的东西从口腔进入"食道"。食物在口腔里就开始被牙齿、唾液、酶及 100 亿个细菌分解。

食物再进入胃，被胃酸和酶消化。胃里原有的细菌是幽门螺杆菌，100 年前所有人胃里都有幽门螺杆菌，随着卫生习惯的改善及抗菌药物的问世，现在带有幽门螺杆菌的儿童只占10%左右。幽门螺杆菌虽然有引发消化性胃溃疡及胃癌的风险，但也有减轻引发烧心的胃食管反流病及食管癌的风险。

小肠负责将大部分食物消化掉。小肠里会流入对许多细菌有害的胆汁酸，而且小肠内壁褶皱的突起绒毛中的派尔集合淋巴结会通知免疫系统发现异物，免疫系统就会努力排除细菌。所以，细菌在小肠中很难扎根。

种类和数量最多的细菌都在大肠，大肠内细菌的密度也是最高的。大肠中没有派尔集合淋巴结，而且比小肠的容量大，比小肠蠕动缓和。肠内细菌如果换算成重量的话，据说重达1.5公斤左右。

而且，许多人说起肠内细菌就会想起大肠杆菌。其实大肠内约100兆个细菌中，大肠杆菌只不过是整体细菌数的约千分之一。大肠杆菌并不是肠内数量最多的细菌。

肠道菌群的作用

肠内各种细菌都建立有各自的势力范围并群生着，从而形成肠内细菌群。肠内细菌群相同种类的菌就像是花圃一样覆盖在肠壁上，如丛生植物，因而被称作肠道菌群。

大肠内细菌的营养源是小肠内没有消化的食物纤维等，细菌死后在肠内分解时，构成细菌的糖分、氨基酸、维生素 B 群及维生素 K 等，就在大肠内被吸收了。

其实，我们从食物中获取的能量中有 15% 是通过大肠细菌吸收的，就好像我们除了通过自己的消化器官完成消化以外，还将一部分工作外包给了大肠的细菌群。

此外，把消化工作外包给细菌的还有牛、羊、大象（虽然它们只有一个胃，但巨大的盲肠里有无数的细菌）和长颈鹿等反刍动物。它们将吃的草临时储存在第一胃中，在反刍的同时，通过瘤胃微生物（第一胃中生存的微生物菌群）将纤维素分解。对于这些动物来说，制造蛋白质的氨基酸及维生素的主要供应源并不是它们吃的草料，而是瘤胃微生物。

人类把牛羊等反刍动物作为家畜饲养并食用其肉，其实是利用了瘤胃微生物将人类不能消化的草料变为容易摄取的优良蛋白质了。

肠道是最大的免疫装置

细菌、霉菌、病毒、寄生虫及对人体有害的化学物质（毒素）等从口腔里进入人体，最后到了肠道里。我们的消化道内接收了许多外部进入的病原体或毒素等，其实是非常危险的环境。小肠壁形成绒毛状的突起结构，使小肠的表面积增加，从而提高了吸收力。肠壁的总面积换算起来竟有一个网球场（约200平方米）那么大。

肠道受到病原体和毒素侵入时，肠道黏膜上皮中的肠道免疫系统就会发挥最前线的防御基地作用。

这种肠道免疫系统，占整体免疫系统的60%～70%，堪称体内最大的免疫装置。

在肠道免疫系统中，肠道菌群也发挥着重要的作用。

那么，要牢牢巩固肠内免疫系统，应该吃什么食物为好呢？

尤其推荐的是能够提高肠道蠕动能力、有助于双歧杆菌属等肠内细菌增殖的、饱含食物纤维及低聚糖的蔬菜和豆类食品。而且，最基本的是要通过饮食保持营养的平衡。

肠堪称第二大脑

当人感受到巨大的精神压力时，就会便秘或拉稀，这暗示了大脑与肠的深奥关系。大脑和肠有时会相互联系，有时肠不用大脑的指挥就会自动蠕动。这与小肠和大肠中总共约 1 亿个神经细胞有潜在的关系。大脑中的神经细胞有 150 多亿个，而肠内神经细胞的数量仅次于大脑。

20 世纪 80 年代，美国学者迈克尔·葛森博士发表了"肠是第二大脑"的学说，讲述了肠的非凡作用。

当大脑感到巨大精神压力时，就会通过自律神经瞬间传给大肠，引起便秘、肚子痛或拉稀等状况。相反，出现拉稀或便秘等大肠不正常的病症时，通过自律神经也会变为大脑的精神压力，这样很容易产生精神压力的恶循环。

大脑感到精神压力时，交感神经就会停止肠的蠕动，副交感神经就会使肠过分蠕动而引起痉挛、便秘或拉稀。

粪便的成分

排便量及次数根据食物的种类、数量及消化吸收状态而不同，正常人每天排便量为 100 ～ 200 克，通常是一天一次。一般来说，多吃动物性食物与多吃植物性食物相比，排便的量和次数都少。

粪便中包括食物的消化残渣、消化液、消化道上皮剥落物（肠壁的死细胞）、肠内细菌等。水分大致占整体的60%，剩下的都是食物残渣，但这不完全对，其实消化道上的皮剥落物占15% ～ 20%，肠内细菌占10% ～ 15%。

粪便的强烈臭气源于肠内细菌形成的强臭物质（硫化氢、硫化氨、吲哚、粪臭素等）。排便或放屁的时候，肠内细菌也会飘散到空气中。

此外，屁的气体主成分是氮、氢、二氧化碳等，这都是无味气体。臭味儿其实源于大肠内的产气荚膜杆菌等蛋白质分解菌及腐烂菌产生的强臭物质。

所以，吃多了富含蛋白质的肉食后，放屁时就会排出大量的强臭物质。

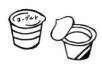

酸奶对健康有益吗?

超市货架上摆满了发酵乳饮料

人类从远古时期就把绵羊、山羊、牛、马等当作家畜饲养，不仅吃肉、利用毛皮，还喝奶，甚至做成酸奶。酸奶、埃及酸奶（中近东的发酵奶）、印度酸奶（印度及尼泊尔的发酵奶）、克非尔酸奶（俄罗斯高加索地区的发酵奶）、马奶酒（蒙古的马奶发酵奶酒）等，这些都是拥有 1000 ~ 3000 年悠久历史的发酵乳饮料。

奶制的发酵乳饮料比新鲜的奶更好保存（储藏性佳），也更好喝，更有营养。发酵乳饮料的制作技术不断改良传承，更优质的菌种被甄选培养到现在。如今，各地保留的传统发酵乳饮料所使用的菌种都有微妙的差别。

人们大概是凭经验发现，喝发酵乳饮料后身体舒服了。现在，我们把发酵乳饮料看作"益生元"。益生元是指有益人体的微生物或含有微生物的产品或食品。

益生元中具代表性的算是乳酸菌和双歧杆菌属。益生元企业生产的有益肠道的发酵乳饮料如今已摆满了超市货架。

乳酸菌与双歧杆菌属的不同

发酵乳饮料的主角是"乳酸菌"和"双歧杆菌属"。

其实并没有正式命名为"乳酸菌"的细菌，乳酸菌是分解糖分为乳酸的细菌总称。虽然广义上说这些细菌都可以生产乳酸菌，也是名副其实，但从狭义上来说，乳酸菌是"乳酸的产生率超过 50% 的细菌"。符合这一条件的细菌有很多种类。

人体内乳酸菌最多的部位就是小肠和女性的阴道。

双歧杆菌属可以将糖分变为醋酸或乳酸，但乳酸的比例在 50% 以下，严格说不能算乳酸菌。不过，一般情况下，还是把双歧杆菌属归入乳酸菌类。

双歧杆菌属在婴儿吃母乳时扎根于肠道内。双歧杆

菌属在氧气环境中无法存活，所以会扎根在没有氧气的
大肠里。

乳酸菌有益健康的说法来自梅契尼科夫

乳酸菌和双歧杆菌属有益健康的概念，可以追溯到
俄国微生物学家梅契尼科夫（1845—1916 年）。

20 世纪初，梅契尼科夫提出了"大肠内的细菌产
生毒素就是老化的原因"这个自我中毒学说。同时，他
还根据"保加利亚斯莫梁地区的长寿者很多都归功于酸
奶"的主张，提倡利用名为保加利亚菌的细菌制作乳奶，
用乳奶杀死肠内的细菌。

他自己也喝很多酸奶，努力让大肠中充满乳酸菌，
并清除导致老化的细菌（后来人们才知道即使乳酸菌到
达大肠时还活着，也不能扎下根来）。

梅契尼科夫主张，喝乳酸菌就会在肠内繁殖并抑制
有害细菌的增殖，从而带来健康和长寿。他的这个主张
影响深远。

乳酸菌和双歧杆菌属真的有益健康吗？

但是，并没有证据证明喝乳酸菌饮料就能不得病且

长寿。根据 20 世纪后半叶的统计，保加利亚人的平均寿命并不很长。

而且，即使喝了鲜活的乳酸菌饮料，乳酸菌也会被胃酸杀死，不太可能活着到达肠道里。

20 世纪 30 年代，日本微生物学家代田稔终于找到了不怕胃酸而到达肠内的顽强的乳酸杆菌（代田菌）。1935 年，代田稔将其在发酵奶中培育的"养乐多"饮料推向市场。

然而，鲜活的乳酸杆菌虽然能够到达肠内，但也不会扎下根来，只是路过而已。即使如此，乳酸杆菌也会在通过肠道的那段时间内，分泌出有益于乳酸或醋酸等共生菌的成分，成为共生菌的营养源，给肠道菌群带来良好的影响。

乳酸菌和双歧杆菌属也可以制成保健品。但是即使是高浓度的益生元，每小袋中也仅仅含有数千亿个细菌，而肠道里已经住着比其多出几百倍的细菌。

不必过分迷信益生元有益人体的效果，但益生元还算是美味而又营养丰富的好东西。

益生元各种各样，人们应根据自己的身体状况找到适合自己的保健品。

益生元大都不是医药品，而是食品。医药品的限制非常严格，食品的限制则相对宽松。

欧盟在 2007 年向食品或保健品的生产厂家发出通知，如果在广告宣传中自称能使人们"身体更健康""精神焕发""减肥苗条"的话，则必须提供足以证明该效果的证据。但是生产厂家一般都无法提供证据。欧盟便在 2014 年禁止在食品包装上标写"益生元"了。

但益生元带来的思维方式已经形成了，正确使用微生物有益健康的意识还在流传。

肉毒素有益于美容吗?

芥末藕片食物中毒事件

1984 年，真空包装的芥末藕片导致了肉毒杆菌集体食物中毒事件，日本全国共有 36 名受害者，其中有 11 人死亡。

事后调查发现，在工厂内使用的生芥末粉中含有细菌的毒素。不知什么原因造成芥末粉中出现了细菌的微量污染，而使用了芥末粉的芥末藕片最后被真空包装，这对于厌氧性肉毒杆菌来说可是绝好的环境，从而加深了污染的程度。

肉毒杆菌的感染病状：

眼袋下垂、便秘、复视、口渴、乏力、步行困难、呼吸困难。

复视就是看东西重影。重影可以说是最明显的肉毒杆菌中毒诊断标准。

肉毒杆菌是如何被发现的?

欧洲尤其是德国等地,一千多年前就曾发生过火腿或香肠导致的食物中毒。1895 年,比利时的埃尔泽尔村在办丧事时,前来演奏音乐的乐师吃了火腿后有 23 人发病,其中 3 人死亡。

根特大学的范·埃门金(Émile van Ermengem)教授经过调查,从剩下的火腿中发现了源于死者脾脏的杆菌(棒状或圆筒状的细菌的总称),把这种杆菌的培养液喂给实验用动物后,动物和人一样麻痹而死。于是,埃门金便把这种细菌用香肠的拉丁语命名为"肉毒杆菌"。

肉毒素

肉毒杆菌排放的毒素是有毒物质中最强的,是氰化钾的数十万倍。但毒素的耐热性较低,80℃加热 30 分钟、100℃加热 1 ~ 2 分钟就可消除毒素。但"芥末藕片食物中毒事件"中混入芥末里的是耐热性强的肉毒杆菌芽孢。

为防止肉毒杆菌中毒，在生产金属罐头、瓶装罐头、简易食品等时，必须将核心部位用120℃加热4分钟来杀菌。

肉毒素的特征是危及神经系统。肌肉收缩时，肌肉内的神经细胞末端会释放出名为"乙酰胆碱"的神经传导物质。

肌肉接收到这个传导物质的刺激就会收缩。但是肉毒素会阻碍乙酰胆碱的释放，因此毒素一旦侵入体内，全身的肌肉就会失去收缩功能。负责眼球转动的肌肉变弱，看东西就会重影，眼皮下垂，手脚使不上劲儿，甚至呼吸肌肉也会麻痹，导致人窒息死亡。

毒素的活用

这种肉毒素虽然令人闻风丧胆，但现在却可以利用其"阻碍神经传导物质释放而放松肌肉"的作用，把它当作药剂来使用。这种毒素如果遍及全身当然会危及生命，但可以只用针尖给想要放松的肌肉部位进行注射。

例如，负责眼皮开合的肌肉会出现不由自主过度收缩的"眼皮痉挛"病，要治疗这种病，就可以给负责眼皮开合的肌肉注射肉毒素制剂，这样就能抑制眼皮痉挛。脑卒中或脊髓损伤导致手脚肌肉持续高度紧张时，也可以使用肉毒素制剂来缓解紧张的肌肉。

还有为了美容而使用肉毒素。通过注射使表情肌放松，达到脸上皱纹消失的目的。据说注射后的 2 ～ 3 天就会见效，两个星期后的效果最好。

主要副作用：

头痛、眼睛不适、眉毛下垂、眼皮下垂、注射部位疼痛、炎症。

注射肉毒素的效果一般只能维持 3 ～ 4 个月，并不是一劳永逸的，所以只要开始，以后就要多次反复注射了。

微生物对我们的生活益处多多

用微生物生产鲜味调料

现在，酸、甜、苦、咸这四种基本味道之外又新加了第五种，就是鲜味。

1908 年，池田菊苗博士发现令海带高汤味道鲜美的成分是谷氨酸，并把它命名为"鲜味"。

其后又发现了鲣鱼屑的鲜味成分是肌苷酸，干香菇的鲜味成分是鸟苷酸。

现在商店卖的鲜味调料包装上标示的食品添加剂栏中，谷氨酸钠也是"调味料（氨基酸）"，肌苷酸钠、鸟苷酸钠也是"调味料（核酸）"。

谷氨酸钠最早是把富含氨基酸的小麦蛋白作为原料

生产的。现在生产使用的是发酵法，把甘蔗糖蜜（甘蔗榨糖的残渣）通过微生物（谷氨酸生产菌）变为氨基酸后，再经过精制、中和、浓缩、结晶、干燥的工序制成的。

肌苷酸钠、鸟苷酸钠是使用酵母核酸的量产法，但现在也和以糖蜜为原料的谷氨酸钠一样，使用发酵法生产。

日本首创治疗药"伊维菌素"，荣获诺贝尔生理学或医学奖

日本北里研究所的大村智，长年钻研分离土壤中的微生物，并分析该微生物的分泌物，以期探索药用功效。1979 年，他在静冈县伊东市川奈的土壤中发现了一种具有产生"阿维菌素"能力的放线菌，用阿维菌素生产的药就是"伊维菌素"。

阿维菌素广泛用于预防家畜或宠物的丝虫病，而后发现对人类也有功效，可治疗名为河川盲目症的寄生虫传染病，从而发明了人用的伊维菌素。

传播河川盲目症的虫蚋（一种苍蝇）通过吸食人血而将线虫传给人类。增殖的线虫到达眼睛，就会造成失明。

通过使用伊维菌素，每年可拯救两亿河川盲目症患者。此外，伊维菌素对导致象皮病的淋巴丝虫病、全球几千万人被传染的粪类圆线虫病（粪便线虫寄生在消化器官的一种寄生虫传染病）等也有疗效，尤其是在热带或亚热带地区的发展中国家，众多患者因此得救。

大村智凭借伊维菌素，于 2015 年荣获了诺贝尔生理学或医学奖。

洗衣粉的研究

1987 年 4 月，日本花王公司推出了加入酶的小型浓缩洗衣粉"洁霸 Attack"，广告词是"一小勺就能带来惊喜的洁白"。

之前的洗衣粉，每次都需要加一两勺，而新的洗衣粉使用量变少。小型浓缩化技术与添加耐碱性碱纤维素酶，共同提高了洗涤能力，两大优点相得益彰。

洗衣粉厂家还开发了无磷洗衣粉，添加酶是为了在无磷化的条件下提高洗涤能力，随后，他们又将数量众多的酶及其他物质与洗衣粉一起放进洗衣机，不懈地探索着如何增强洗涤能力。

微生物为净化环境大显身手

家里的厨房或浴室等处的废水、冲水厕所的污水、工厂企业的排水及雨雪融水，通称为下水。这些下水通过不同管道汇集到下水处理场进行处理。

许多下水处理场中都采用了"活性污泥法"，就是使用微生物的分解处理法。

人类通过细胞从有机物和氧气中获取能源，并将其转化成二氧化碳和水，与此相似，微生物也可以从有机物和氧气中吸取生存的能源，并变成二氧化碳和水，将处理的水传到第二沉淀池，干净的上层清水杀菌后排放到江河湖海中。

第四章

世界上充满了微生物

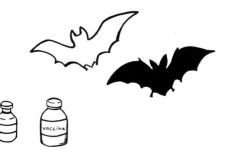

27

微生物究竟是什么生物？

微生物小到肉眼看不见

"微生物"是指人类肉眼看不见的所有微小生物，并不特指某些生物种类。微生物包括以下各类生物。

·细菌类（乳酸菌或大肠杆菌的同类）

·菌类（霉菌、蘑菇、酵母的同类）

·原生生物（变形虫或微细藻类的同类）

·病毒

肉眼看到东西的能力因人而异，为 0.1 毫米左右。而几乎所有的微生物都比这个小，所以必须使用显微镜才能观察到微生物。

一般说的显微镜是指光学显微镜，用这种显微镜最大可以把微生物放大两千倍后进行观察。但是，细菌类等放大一千倍后，也仅仅是几毫米。

而病毒与细菌类相比，更小到细菌的十分之一甚至百分之一，必须使用电子显微镜才能看到，可见微生物是多么微小。

如何将微生物分类

19世纪中叶之前，所有的生物都被分为"动物"或"植物"。积极活动并吃东西的生物叫动物，除此之外的归为植物。

将生物界只用一条线划分成动物界和植物界，这种一分为二的思维方式被称为二界学说。

但其后，如下划分的五界学说又成了主流。

靠吃东西生存的"动物界"，靠光进行光合成的"植物界"，靠吸收营养存活的"真菌界"，菌类以外的单细胞生物中，又有具有核膜包裹的细胞核的单细胞"原生生物界"和不具有明显细胞核的单细胞"原核生物界"。

根据这种分类方法，细菌类归于"原核生物界"，菌类归于"真菌界"，原生生物归于"原生生物界"。以前把海带或裙带菜等藻类看作植物，现在则与变形虫等一样归到原生生物界。

近年来随着人们对基因层次、分子层次的深入研究，发现原来认为很单纯的原核生物也有很多种类，而且与其他"界"的生物还有类缘关系。

以往简单归纳为原核生物的想法越来越行不通了，于是在"界"这种分组级别之上，又新设立了最顶层的三大"域"。

根据这种思维方式，先将所有的生物分为以下三大域：①真核生物域；②真细菌域；③古细菌域。微生物也分别归属于其中的某个域。

微生物的分类

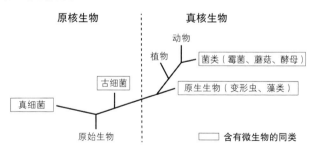

微生物是如何被发现的

在几乎不知道有微生物的时代，科学家列文虎克潜心观察许多微生物，并向世人介绍了我们的世界充满微生物的事实。

17 世纪，列文虎克在荷兰经营着一家小型布料公司，为了检验布料的质量，他亲手制作了放大镜镜头。只要有空闲时间，他就打磨玻璃球的镜头，日积月累，技术越来越高，终于做出了能放大 270 倍的显微镜。这在当时，堪称世界顶级性能，因为当时市场流通的显微镜仅有 10 倍的放大能力。

自幼充满好奇心的列文虎克，用这个显微镜观察了各种各样的东西，终于发现了超乎想象的广大世界。他看到了诸如小鳗鱼或蚯蚓的东西、长着长犄角来回游动的东西、像是开瓶器的螺旋状的东西……无数微小的动物在显微镜下蠕动着。

他在书中记载了当时令人又惊又喜的情景，"即使是一滴雨水中也有无数条小蚯蚓在蠕动，水滴也好像是具有生命的活物一样"。

其中最让他吃惊的是对"牙垢"的观察。他刮下自己的牙垢进行观察，才知道自己的牙齿竟然被那么多蠕动的生物覆盖着。然后他又从出生以来从没有刷过牙的老大爷嘴里刮下牙垢，观察发现"唾液也像活物一样"。这是人类发现口腔里有细菌的最早记录。

经过 40 年的不懈观察，他相继发现了"原生生物"、"酵母"、动物的血球及精子等。他为了把自己的记录传播给世人，不断地向当时世界的科学权威机关伦敦皇家协会寄送文章。对他的记录进行验证的，是物理学家罗伯特·胡克（Robert Hooke）。

胡克也是曾使用自制显微镜发现细胞的著名科学家，他使用的显微镜与列文虎克的显微镜不同，是由几片薄镜头组合而成的，倍率仅有 30 倍。这种显微镜如果提高倍率就会模糊。

正因为如此，胡克对列文虎克的工作给予了高度的评价，并把他的报告刊登在协会的杂志上。

列文虎克的发现虽然引起了世人的关注，但人们的关心却逐渐淡了下来，"虽然知道世界上充满了微生物，那又如何呢？"

微生物会引发什么疾病，在环境中发挥什么样的作用，这些知识在当时并没有人知道，所以没人关心也是情有可原的。

于是列文虎克的研究及微生物的知识在之后的相当一段历史时期内似乎被人们遗忘了，但进入 19 世纪后，巴斯德和科赫两位科学家崭露头角，重新唤起人们对微生物的关注。

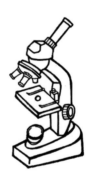

细菌类究竟是什么？

细菌类究竟是什么？

乳酸菌或大肠杆菌等"××菌"的名字大多属于细菌类的同类，在微生物中属于极其微小的部分，大肠杆菌3微米，引发肺炎的支原体竟不到1微米。身体内的细菌类中有圆形的（球菌）、棒状的（杆菌）、螺旋状的（螺旋菌）等。虽然它们是单细胞生物，但也有些球菌像佛珠一样互相连接，共同生活。

细菌类中有"真细菌"和"古细菌"两大集团。单说"细菌"的话，一般是指真细菌。古细菌是指在温泉、海底热水喷出孔或盐湖等严酷环境中生存的细菌类，是原始生命的活化石。

真细菌虽然是比古细菌要晚许多的生物，但现在已经适于在地球上的各种环境中生存了。和古细菌相比，真细菌更喜欢安稳的环境，所以在我们身边安全生存。

细菌类的构造

我们身体的细胞中，有包在核膜中的明显的细胞核，其中保存着含有基因 DNA 的染色体。细胞核的周围布满了内质网和线粒体等多种的膜、纤维和粒子。我们把这些统称为"细胞器"，并把具有这样构造的细胞叫作"真核细胞"。

细菌类的细胞要比真核细胞简单得多。它没有核膜，DNA 只是随便地聚集在细胞中心附近。我们把这样的细胞叫作"原核细胞"。原核细胞里除了核糖体等部分之外，没有细胞器。另一方面，也有一些细胞被结实的细胞壁包裹，以鞭毛或纤毛为运动器。

细菌类是地球的主宰吗？

细菌类从大气层外到地壳深部，从深海到生物体内，在地球上无处不在。它们在煮开的沸水或冰冷的水里也能活跃并增殖，有些细菌甚至还能扛得住放射线，并在

细菌类的构造

真核细胞的结构

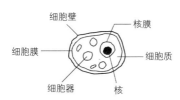

原核细胞的结构

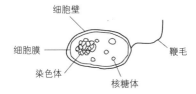

有毒物质或强酸中顽强生存。几乎所有的细菌类都是分解死去的生物并以其为营养的。还有像氰基细菌那样只需要光合作用就能产生营养的，也有即使没有光也可以利用无机物自我产生营养的。一种生物集团中，包含如此多样物种的，除了细菌类再也找不出第二例了。

　　生存地点及生存方式如此多样的细菌类，在数量上也是绝对超出了其他生物。例如，有的科学家指出，人类肠内的细菌类的数量是本人细胞数量的 10 倍之多。

海水或土壤中都生存着数不胜数的细菌类，细菌类可以说是地球上的最大势力。

而且这些生命从诞生后经过 40 亿年的漫长岁月，形态几乎不变。

如果外星人访问地球，看到这样的客观事实，一定会认为"这个星球的主宰者是细菌类"吧。

"低等"生物的偏见

我们人类往往容易以自己为中心看待外界的事物，于是很容易自以为是地觉得人类或其他哺乳类才是"高等"生物，除此以外的植物、菌类（更别说细菌类了）等都是"低等"生物。

去动物园或水族馆可以看到品种丰富的哺乳类动物，动物的身体结构非常复杂。与此相比，细菌类本来用肉眼都看不见，即使用显微镜观看，也都是形状差不太多的。但是，有这么一句谚语"Less is More（大道至简）"，越是简单的越是出色。

我们多细胞生物的细胞正是通过大量聚集并分工协作才进化到现在的。

每一个细胞都作为"专业者"完成自己的使命，才使个体组成的整体生存下来。如果把它们拆散的话，细胞就会马上死去。

　　细菌类等单细胞生物是把所有的功能都装填在一个细胞中，作为一个"全能者"而生存。构造看似简单，但在一个微小的细胞中早已具备了生存所需的全部功能。

　　生物的进化中没有什么高等、低等之分，仅仅是生存的方式不同而已，既然是同一时代在同一个地球上生存，人类、细菌或其他生物，大家都是平等的"成功者"。

菌类（霉菌或酵母的同类）
究竟是什么？

真菌与细菌

霉菌的"霉"是霉菌，"菌"表示菌类或细菌类，因此大家容易把带有霉菌、菌类、细菌类等"霉菌"或"菌"的生物都看作同一类。但是，霉菌等菌类与细菌类其实是完全不同的生物。

霉菌、蘑菇、酵母等菌类的同类都叫真菌，与细菌类有如下区别。

真菌的细胞：

细胞内有细胞核和细胞器。真菌的细胞较大，中心有核，也有线粒体和内质网。

细菌类的细胞：

细胞内没有细胞核和细胞器。细胞较小，没有明确的核，也没有细胞器。

真菌和细菌虽然名字相似，但从内部结构看，却是完全不同的生物。

那么为什么把真菌分为霉菌、蘑菇、酵母等呢？其实这仅仅是从外观和生存方式上区别的，并不是正确的分类。

同一种类的菌类也会在不同时期变成霉菌或蘑菇那样、变成酵母那样，甚至变成变形虫那样存活。形状及存活方式虽然不同，但无论哪种菌类，其基础的细胞结构都是共通的，本身与我们动物的细胞非常相似。

真菌的形状

真菌的形状包括菌丝型和酵母型两种。

菌丝型的特征

如果用放大镜仔细观察橘子或年糕上长的绿霉菌，会看到白色雾状的东西上带着一层发绿的粉。这些白色雾状的东西就是丝状细胞纵向连接成的"菌丝"，发绿的粉就是生殖用的细胞"孢子"。

同样是生殖用的细胞中，既有像精子和卵子结合而产生婴儿的，也有像孢子那样单独发芽而形成新个体的。

如果说蘑菇是霉菌的同类也许不太好理解，那么把蘑菇撕开看看，那些纵向的纹路就是菌丝的集合，由此，我们就能明白蘑菇是菌丝型的真菌。蘑菇的孢子大多是在伞状部分内侧的皱褶中形成的。

酵母型的特征

酵母型的真菌不是像菌丝那样集合，而是作为单细胞生物生存的菌类。它不会产生孢子，在增殖时或是通过分裂方式，或是通过细胞生出"瘤子"状的芽并分叉，然后变成新的个体（这叫"出芽"）。

菌类的增殖方法包括无性生殖和有性生殖。

生物的增殖方法有利用"性机制"的"有性生殖"和不利用"性机制"的"无性生殖"两种。

"性机制"是指由不同性别的细胞结合而产生后代的机制。雄性的基因与雌性的基因相混合，后代将父母的基因如马赛克似的分散并形成自己独创的基因。

另一方面，霉菌或蘑菇是通过"孢子"增殖，酵母是通过"分裂"或"出芽"增殖。这种情况下，不会在半道上混入异性间的基因，所以产生的后代与前代具有完全相同的基因。这种与前代具有完全相同基因的后代叫克隆。菌类基本上是通过无性生殖而不断增加前代的克隆。

但也不是永远通过相同的方法。无性生殖虽然有利于增加数量，但不适于变化。为了在基因中留下多样化的后代，还需要有性生殖。

真菌的形状与增殖方法

菌丝型	酵母型
霉菌或蘑菇的同类	
↓	↓
通过孢子增殖	通过出芽增殖

而且还有许多菌类是并用无性生殖和有性生殖的，例如，从蘑菇伞中掉落的孢子，如果粘到有营养的东西上就会发芽，菌丝生长并产生克隆。此时属于无性生殖。但这些菌丝在成长过程中与具有其他基因的菌丝相接触，便会结合并具有两个核，继续成长形成新的蘑菇。在蘑菇伞中生成孢子时，两个核才开始融合，基因被混合，也就是说，在菌丝的结合体中形成孢子之前的这段时间是属于有性生殖。

这种菌类通过无性生殖和有性生殖，从而适应各种各样的环境。

㉚

病毒究竟是什么？

病毒是微妙的存在

病毒是像微生物那样的粒子，和其他微生物一样具有传染性。但它的大小是微生物中极小的细菌类的十分之一，例如流感病毒直径约为 100 纳米。

虽然说"像微生物那样"，但病毒究竟是不是生物还很难判断，它的存在很微妙。内部虽然也具有成为基因的核酸（DNA 或 RNA）并增殖，但却有下面这些用生物的概念无法套用的特殊性质。

没有细胞的结构

不消费能源

必须寄生在某种细胞上才能增殖。

在某种条件下会像冰或盐一样"结晶化"。

虽说如此，但仔细观察病毒的性质、结构及活动方式，还是不能断定它是"非生物"。如果像生物一样对其基因进行分析的话，病毒的世界中也有各种各样明显的亲戚关系，所以它不是单纯的物质。这么看来，病毒过去曾经是生物，但只是保留了使基因传给后代的最低限度的机制，并把其他多余的东西全部去掉了，真可以说它是"生物界头号的极简主义者"。其实在微生物科学家中，既有认为病毒是生物的人，也有认为病毒是非生物的人，至今没有统一的定论。

构造简单，外表复杂

病毒的基本构造极为简单。

虽然构造简单，但外观却是非常复杂多样的，既有球形或圆筒形的，也有多面体的，也有像宇宙飞船那样复杂形状的单体。最典型的病毒，其外观是正二十面体。正二十面体是最大面数的正多面体，从任何角度都能很容易地触碰并粘在目标细胞上。

病毒劫持宿主细胞并增殖

病毒传染的目标生物叫"宿主"。病毒侵入宿主的身体并粘在细胞表面后，便从那里开始传染。一般的病毒像是被宿主细胞吞食似的侵入细胞里面，先是衣壳在细胞的作用下被消化而放出核酸。当细胞内不断增殖的核酸数量达到引起异常的高峰值时，就会完全劫持宿主细胞的增殖体系。本来宿主细胞为自己复制核酸并合成必要的蛋白质的机制，却被病毒狡猾地转用，为了给"子病毒"提供营养，病毒以惊人的速度产生大量的核酸或蛋白质。许多病毒会在这个阶段出现若干的复制错误，通过这种"变异"产生新型的子病毒。当这些子病毒充分积存后，就会冲破细胞膜，扩散出去。

有些子病毒猛烈扩散后会杀死宿主细胞，但也有些子病毒却是不冲破细胞膜而悄悄溜出来的。

即使不发病也可能传染

病毒引起的传染病包括流感、腮腺炎、风疹、麻疹、乙型脑炎、艾滋病等疾病。这些病毒会通过空气、体液、呕吐物、喷嚏等的飞沫或直接接触传播开来。

不同的病毒种类决定了传染的特定部位，其他部位的细胞即使接触了病毒也不会感染。

病毒能否抵达可能传染的细胞，这完全是偶然。传染需要细胞膜表面的蛋白质与病毒表面的蛋白质相匹配。只有病毒偶然接触到的细胞与自己同"型"时，才能出现传染。

但是，对于病毒来说即使碰巧造成传染，也不一定马上发病。如果人体的免疫作用抑制了病毒增殖，那么发病之前的潜伏期就会变长，也有可能在这期间就能彻底终止病毒增殖。并且，病毒增殖的速度与细胞死亡速度相比，如果通过细胞分裂产生新细胞的速度更快或者与病毒增殖的速度不相上下的话，也会抑制发病。

例如，引发艾滋病的"HIV（人体免疫缺损病毒）"传染到免疫系统的细胞。最初是传染到朗格汉斯细胞而扩散到全身，当传染到免疫系统中心的辅助性 T 细胞后一下子大量增殖。当病毒的数量一时达到高峰并引起人体不适时，人体免疫功能会发挥作用，逐渐消灭病毒而使得症状平复。但是并不能把病毒赶出体外，即使没有自觉症状，体内的 HIV 与免疫功能也一直在打持久战。

经过多年夜以继日的战斗，人体的免疫系统渐渐体力不支，通过产生新的辅助性 T 细胞，HIV 病毒的增殖能力渐渐转败为胜，于是艾滋病的症状就会出现了。

病毒促进了人类进化吗？

病毒研究的历史比较短，只有约 100 年。人类在被逼无奈的情况下，针对具有病原性的病毒研究成为主流，所以提起病毒，人们往往心生恐惧。

但是最近逐渐发现，许多病毒并没有病原性，反而对生物的进化有很大贡献。

HIV 传染给辅助性 T 细胞后，把自己的基因融入其中从而减弱其能力（病毒具有把自己的基因融入宿主细胞基因中的特性）。通过对人类遗传信息的解析，人们发现，多半的基因都有可能源于病毒。

随着研究的深入，现在，这种现象越来越多地被发现。通常，基因是亲子相传，但偶尔也会在毫无关系的生物之间产生基因移动。病毒似乎就是充当了这种基因"搬运工"的角色。如果今后对病毒作用的整体机制获得更加明显的研究成果，那么我们对病毒的印象也许会大为改观，对"生物进化"的思考方式也会焕然一新吧。

31

原生生物（变形虫或藻类的同类）
究竟是什么？

动物、植物、菌类都不算的微生物

原虫、黏菌、原生生物、藻等，这些微生物都算是变形虫或藻类的同类。草履虫、绿藻、新月藻等，这些在中学教材里几乎都出现过，我们把这些统称为原生生物。这些原生生物形态多种多样，很难用一句话形容，虽然肉眼看不见，但却生存在各种地方。湖泊、沼泽、大海、土壤，甚至我们身体里也有数不清的原生生物。

而且这些微生物，并不是在所处环境中静悄悄地生活，有时候会像细菌类或病毒等一样侵入我们的身体而引发疾病。

原生生物的结构

原生生物大多是仅仅依靠一个细胞生存的单细胞生物。它和多细胞生物的细胞不同，为了生存而必需的所有功能都要依赖一个细胞完成，因此内部结构极为精密，并具有多种一般动物细胞或植物细胞中没有的特殊结构，只是至今我们还没有完全搞清楚它内部的全貌。

它具有相当于吃东西的"嘴"的细胞口，也有相当于消化食物的"胃"的食胞，还有相当于排泄多余水分的"尿"的排泄收缩胞等，这些都是原生生物所共通的构造。通过叶绿体能够进行光合作用的一类还具有相当于"眼睛"的眼点。许多原生生物的眼点既有只能单纯感知光的方向的，也有具备相当于"镜头"和"网膜"部分的。

原生生物的巧妙活动

展示人类最佳体能的奥运会让我们大开眼界、精神振奋，而原生生物的魅力真髓也反映在它的"动态"中。

变形虫一类的原生生物可以像水晶泥一样自由改变具有弹力的身体，伸展出像手脚似的突起（假足），当它接触到想要黏附的东西后，就会把整个身体拉过去。

草履虫的细胞表面覆盖着无数的纤毛。这些纤毛和哺乳类的体毛不同，它可以自由活动。草履虫利用纤毛的联动功能，可以自由自在地在水里游动。

绿藻一类的原生生物具有一根或几根长犄角，像鞭子一样晃动，还能起到船桨的作用使身体游动。而且，细胞整体外层的肌肉质还可以扭动身体。

新月藻一类的原生生物可以分泌出黏液或像"粘鸟胶"的东西，粘住周围物体，以此牵着自己的身体移动。

如果用显微镜观察原生生物，一定会被它们巧妙的动态所吸引，激发大家的好奇心。

原生生物可以吃吗？

原生生物大致可以分为像变形虫或草履虫那样依靠吃营养的东西而生存的"原生动物"，以及像绿藻或新月藻那样依靠光合作用而生存的"藻类"。其中最常作为人类食品的就是藻类。

藻类中的小球藻或绿藻等多为健康食品。这些单细胞藻类中富含和绿黄色蔬菜相同的维生素或矿物质，所以作为保健辅助食品广受欢迎。

展示巧妙动态的原生生物

原生动物

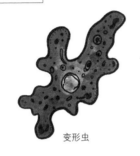

变形虫

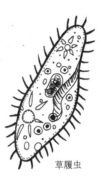

草履虫

藻类

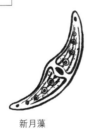

新月藻

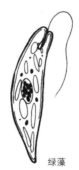

绿藻

从很早以前我们就已经把藻类当作食品了，如海带、裙带菜、海苔、羊栖菜等，这些人类餐桌上必不可少的食材都算是多细胞藻类，是原生生物的同类。

32

微生物在生态系统中的
作用是什么?

微生物是生态系统中的重要成员

约 40 亿年前，地球上诞生的最初生命，应该是具有一个细胞构成的简单机制的单细胞生物。大约 30 亿年前，利用太阳进行光合成的氰基细菌在海水中繁殖起来，从二氧化碳和水中产生了有机物，同时释放出氧气。

那些单细胞生物又经过了 30 多亿年的漫长时光，大约在 10 亿年前，从许多的细胞中诞生了多细胞生物。

其后，在海水中开始出现多样的生物。大约 4.5 亿年前，植物出现在陆地上，然后，海里的动物也爬上陆地。海里和陆地上的生物各自进化，从而大大增加了物种的数量。

以下三者构成了完整的生态系统。

·通过光合作用从无机物中产生有机物的生产者(= 植物)

·通过捕食而生活的消费者 (= 动物)

·把生物尸体及排泄物中含有的有机物分解成无机物的分解者 (= 微生物)

回归大地

无论是人类、其他动物、植物或微生物，这些有生命的东西有朝一日都会死去。如果那些尸体永久存留的话，那么地球上恐怕到处都是生物的尸体了。之所以没有变成那样，要归功于生态系统最后环节的微生物。它们作为分解者，把尸体分解成无机物，让其回归到土壤和空气中。

那么微生物是怎么令生物回归到土壤中的呢?

"土壤" 究竟是什么?

对于无所不在的土，要想言简意赅地下定义也不太容易。岩石破碎成的小石子、砂子，再混合黏土及有机物，形成土壤。土壤的成分和结构因地点不同而大有不同，所以还不能简单地说"这就是土"。

　　我们看看森林的土壤，其实可以分成好几层。最上层是树木的落叶和枯枝、枯草、动物的排泄物和尸体。下一层是顶层东西粉碎后的有机物层，再下面就是岩石破碎的砂石层。再往深处就是叫作母岩的岩石层，再往下就没有土了。微生物主要活跃在第二层有机物层，这层也叫腐殖层。

微生物在腐殖层中的作用

　　干枯的植物、动物的排泄物或尸体，首先被剪刀虫、甲虫或蚯蚓等较大的土壤动物切碎吃掉，残余的会被较小的跳虫或螨虫粉碎。尤其是蚯蚓的作用非常大，在它的身体内能将吃掉的东西进一步粉碎到只有用显微镜才能看到的大小。蚯蚓或其他土壤动物的粪便，对微生物来说就像是营养丰富的粮仓。

　　没有嘴也没有牙的微生物，先从微小的身体中分泌出消化液，将动植物的"残骸"进行化学分解后，再吸入细胞内。但并不是所有的微生物都发挥相同的作用。例如，有一种菌类专业负责吃枯树枝，它们会把结实的

163

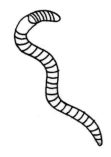

木质慢慢分解。而继续把残骸分解到分子层面，就是细菌的工作了。

如果人类自己要完成同样的工作，那可是相当困难的大工程。而微生物将这些工作通过各自的分工协作，圆满完成了森林的清扫事业。

利己又利他

微生物清扫森林垃圾是为了把垃圾作为自己的营养而吸收，以好好生存。微生物把吸收的有机物分解成二氧化碳和水分，在这个过程中获得生存所需的能量。

另一方面，微生物担任的并不只是清扫工作，其副产品也会成为动植物生长中不可或缺的营养。

腐殖层的有机物中含有氮、钾、磷等动植物生长所必需的成分，但如果只是"蚯蚓粪便"的形态，动植物还不能良好地吸收营养成分。微生物会把粪便分解成更小的无机物而使其变成土壤，才能被动植物吸收。

营养成分循环利用的机制：

粪便被分解后形成的无机物溶入土壤的水分里。

→植物的根吸收水分，并通过水分中的无机物产生自己体内的有机物。

　　→食草动物吃掉植物，使自己的身体成长。

　　→食草动物又被食肉动物吃掉，食肉动物又被更大的食肉动物吃掉……

　　这样就形成了食物链，而且，富含无机物的微生物本身也可以作为杂食动物的美食。

　　这些动植物本身不久后又会变成枯枝败叶或尸体，最后成为土壤动物及微生物的美食。从整体来看，这是一个巨大的循环体系，所以说微生物不仅负责清扫工作，也担负着循环利用工作的重任。

33

对生物自然发生论的否定

生物自然发生论——没有母体也能自己出现吗？

列文虎克用显微镜发现微生物后，科学家就围绕微生物是如何生成的问题展开了争论。

那时人们还不知道微生物或海水中的生物等是如何产生的。古希腊哲学家亚里士多德（公元前 4 世纪）认为，"鳗鱼或虾都是在海底的泥中自然生出的"，当时人们广泛相信这个说法。

肉眼都看不见的微生物更是如此了。

1745 年，英国生物学家李约瑟（Noel Joseph Terence Montgomery Needham）通过实验证明了微生物的自然发生现象。他把羊肉汤放进玻璃瓶里，盖好软木塞后放入热灰中加热，几天后，他在肉汤中发现了微生物。他便主张"微生物是自然发生的"。

20年后，意大利植物学家斯帕兰扎尼（Spallanzani）也做了相同的实验，却得出了完全相反的结论。他把直接加热的时间定为一个小时。他认为李约瑟的实验之所以产生了微生物，是因为加热不充分或是软木塞没有完全盖严。针对他的异论，李约瑟则反驳说，斯帕兰扎尼的实验结果是因为加热时间太长，瓶里的空气变质了，或是肉汤的生命力丧失了，才导致没有产生微生物。

1859年，法国著名的科学家普歇（Pouchet）又发表了证明微生物自然发生的研究结果。为了解决这个争论，法国的科学院发出了有奖征集课题：《通过严谨的实验解决微生物自然发生的问题》。

全心投入这个课题的是当时从事发酵研究的巴斯德。巴斯德在1861年提交了否定自然发生论的报告——《自然发生论的研究》。

自然发生论的思考方式是，只要有空气，生物就会自然发生。要想否定这个想法，就要有能证明即使有新鲜空气也不会自然发生的论据。

他用细长的 S 形烧瓶，把肉汤加至烧瓶的一半后加热、杀菌，烧瓶内的空气成为水蒸气被排出。

然后慢慢让烧瓶冷却，水蒸气凝结，新鲜空气便通过弯脖子烧瓶到达肉汤的表面。空气中含有微生物的微粒子在 S 形的管道途中掉落，不会进入烧瓶内部。于是肉汤经过几个月也没有腐烂。但是如果把烧瓶近处的管道折断，微生物就可以轻易进入烧瓶内部，肉汤就腐烂了。

后来人们才发现，普歇的实验中产生的微生物其实是耐热性芽孢造成的。芽孢是在有些细菌不适于增殖的环境中形成的，具有较高耐久性的特殊细胞结构，能够顽强抵抗高温、药剂、干燥等影响，维持长期休眠状态。只要一遇到适于增殖的环境，芽孢就会发芽并恢复到原来的形态。

否定了自然发生论，对查明食品腐烂及疾病原因起到了巨大的推进作用。

34

人类的起始是单细胞生物吗?

地球上最初的生物是什么?

如果自然发生论被否定了, "那么最初的生物到底是怎么出现的呢？"这可真成了一个大难题。

针对这个问题, 20世纪20年代, 苏联生物化学家奥巴林 (Опарин) 提出了一个重要的观点。

他主张, 原始地球上, 海水就像是溶进了有机物的"原始肉汤", 有机物在这个肉汤中重复反应、慢慢复杂化, 并向和其他有机物相互作用的组织"进化", 而后成为生命。这就是生命起源的"化学进化论"。

1953年, 美国的斯坦利·米勒 (Stanley Lloyd Miller) 认为原始空气是甲烷、氨、氢、水蒸气等, 把它们密封在玻璃容器中，并进行高电压放电。结果成功生产了氨基酸等有机物，证明了"原始空气中可能产生维持生命的有机物"的论点。

但是随着之后研究的进展，人们又发现原始空气是由二氧化碳、水蒸气、氮气等构成的，而不是米勒设想的原始空气。即使对二氧化碳、水蒸气、氮进行高电压放电也不会产生氨基酸等。不过也有研究证明，施加的能源如果是宇宙射线的话，也有可能产生氨基酸。此外，从陨石中发现了生命存活所必需的糖分，因此又出现了"生命的材料是陨石从宇宙带到地球上来"的说法。

但是，即使凑齐了蛋白质或核酸（DNA 及 RNA）这些零件，那又是如何成为生命体的呢？这至今还是未解之谜，有待科学家继续探索。

38 亿年前的矿物中发现了生物的痕迹

格陵兰岛的"伊苏亚"地区，有大片 38 亿年前形成的岩石暴露在地表。科学家在这里发现了显示生物痕迹的化学证据。

而且，在西澳大利亚还发现了残留着约 35 亿年前的生物形态的化石。虽然只是用显微镜才能看到的一种微小细菌的微化石，但可以说它是现在最可信赖的最古化石。

如此说来，可以推测地球上出现生物是在那些化石形成的约40亿年前。而作为太阳系行星之一的地球，是46亿年前诞生的，所以化石是地球诞生后约6亿年时形成的。

我们细胞内线粒体的祖先是谁？

地球上最初的生物（所有生物的共同祖先）出现后约30亿年间，一直是作为单细胞生物在海水里度过的。

最初的生物是原核生物，利用原始地球内部释放出的氢或硫化氢作为能量来源。

这种原核生物后来又分成了两大类。一种就是活跃在我们身边的细菌（真细菌），另一种是古细菌。包括我们人类的所有动植物的细胞内都有形成细胞器的线粒体。线粒体利用氧气分解有机物，通过呼吸获取生命活动所必需的能量，而且线粒体还具有独自的DNA。

一般认为这种线粒体原来都是独立的微生物，按照这种说法，线粒体原本是可以呼吸、具有独自的DNA并能独立生存的细菌。它们融入由古细菌进化的真核生物（单细胞生物）中，在细胞内共生而成为现在的线粒体。

　　这种原本独立生活的原始细菌类被融入其他细胞中共生，从而产生了线粒体，这种观点称为细胞内共生论。

　　据推测，植物叶子细胞内的叶绿体也是这样。

　　这样，真核细胞发生变化，从单细胞生物向多细胞生物发展，为变成更复杂的生物铺平了道路。

PCR 法是检测细菌及病毒的生物学技术

极限环境微生物带来的高科技

在新型冠状病毒传染病相关的报道中，经常出现核酸检测"PCR"。核酸检测在本次病毒传染的诊断及基因鉴定等方面大显身手。

PCR 是 polymerase chain reaction 的缩写，polymerase 是 DNA 聚合酶，chain reaction 是连锁反应的意思。这种比较新式的方法，如今在医疗第一线及生物学研究中已经成为不可缺少的技术。使用这种技术可以将形成基因的核酸（DNA、RNA）无限扩增，所以即使只取很少的样品，也可以从中获取遗传信息。

这个高科技方法的机制本身其实很简单，只需把想要增加的含有 DNA 的样品、形成 DNA 的物质及加入 DNA 聚合酶的混合液加热到接近 100℃，再冷却到 60℃左右，再加热到 70℃左右，只需要几分钟就可以把 1 条 DNA 变成 2 条，重复这个程序，就可以把 2 条变成 4 条，4 条变成 8 条……这样重复下去，如果使用能够自动调节温度的机械就更简单了，一个小时内就能把 DNA 增加 10 亿倍。

但是这种方法也存在一个根本性问题，那就是 DNA 聚合酶是蛋白质构成的，所以在近 100℃的高温下就会损毁。就像是熟鸡蛋不能再回到生鸡蛋一样，损毁的蛋白质不能恢复原状。所以每次作业结束后，都要追加 DNA 聚合酶，也就是说不能形成"连锁反应"。

解决这个难题的，就是极限环境微生物。

"喜欢高温环境的微生物中应该含有耐热的 DNA 聚合酶吧"，PCR 的发明者穆利斯（Mullis）灵机一动。

美国黄石国家公园的温泉中已经发现过喜欢高温的细菌。穆利斯便针对这种细菌开始了提取 DNA 聚合酶的实验。

结果大获成功，但也许因为这个方法竟如此简单，在发明当初并没有马上被专家理解。这一发明的伟大之处后来渐渐被人们认可，从而带来了生物学研究的"革命"。穆利斯凭借这个功绩，于1993年荣获了诺贝尔化学奖。

利用核酸法检测传染病

如今在确诊传染病时也使用PCR核酸检测法。从2019年开始，针对世界各地肆虐的新型冠状病毒检查，应用的PCR法就是逆转录聚合酶链式反应法。

前文已经说过，病毒中既包括具有DNA的，也包括具有RNA的。冠状病毒是具有RNA的病毒，通常的核酸检测法不能使基因增加。因此必须把RNA的基因信息先融入DNA中，这种程序叫逆转录反应（RT）。

而且如"即时"这个字面的含义，PCR法在增加基因的同时读取其中的信息，检测从患者身上取样的检体中是否还有病原体的遗传信息，一边增幅一边解析。

把这种方法和医生诊断相配合，就可以非常顺利又准确地查明该传染病是由什么病原体引起的。

PCR引领微生物研究上了新台阶

为了研究微生物，可以将用棉签采样的微生物粘在培养皿中的培养基上，然后观察繁殖扩大的集群。
科赫发明的"纯培养"方法拉开了微生物研究的历史
帷幕。

但是，用棉签粘下的微生物中只是少数能够在培养
基上顺利成长的微生物。采样的东西并不一定都能顺利
培养，即使是身边土壤中的微生物，100个采样中能有
1个存活成长就不错了。而且自然环境中不同的微生物
之间具有什么样的关系，是否构成了复杂的世界，这些
情况仍然无法搞清楚。

20世纪90年代后，出现了应用PCR法机制解析
微生物的全新技术，例如只要解析河流湖泊水中融入的
DNA，就可以搞清楚该水域中包含什么生物并占多大
比例了。如此复杂的分析加上大量而高速处理的技术，
被称为新型基因测序技术。

使用这种技术获得的新发现就是，世界上充满着
超乎想象之多的微生物。20多年前，人们认为人体内
细菌数量约为10兆个，但如今逐渐认为细菌数量超过
100兆个。人体细胞曾被认为是37兆个，但其实要远
远高于这个数字。

即使如此，我们对微生物世界的理解也只是冰山一

角。要想弄清楚微生物的全貌，还需要漫长的时间。菌
类、原生生物、细菌类、病毒，对这些微生物的研究，
现在才刚刚迈上新的台阶。

作者简介

※ 数字是执笔项目的编号

左卷健男

东京大学讲师，理科教育家、科普作家，《理科的探险》（*Rika Tan*）杂志主编。历任东京大学教育学部附属初中及高中、京都工艺纤维大学、同志社女子大学和法政大学教职课程中心教授。著有《图解三小时搞懂充斥身边的微生物》（明日香出版社）、《生活中的伪科学》、《侵入学校的伪科学》（平凡社新书出版社）、《有趣到睡不着觉的人类进化》（PHP研究所出版社）等。

6.7.8.9.13.18.22.23.24.26.33.34

左卷惠美子

科普作家，SAMA 策划株式会社总裁。曾在公立高中任教 34 年，后在一所护理学院任教两年。担任《理科的探险》

（*Rika Tan*）杂志撰稿人。合著有《人类遗传的 100 个奇迹》（东京书籍出版社）、《新高中生物教科书》（讲谈社）、《成人该重学的初中生物》（SB Creative 出版社）等。

1.5.12.17.19.20.21.25

升本辉树

龟田医疗大学副教授，在保健医疗系统的教育机构教授信息科学、生物学和环境科学等。《理科的探险》（*Rika Tan*）编委会成员。合著有《Windows 没出错》（技术评论社出版社）、《图解三小时搞懂充斥身边的科学》、《图解三小时搞懂充斥身边的微生物》（明日香出版社）。

2.3.4.10.11.14.15.16

村山一将

北海道大学 CoSTEP 课程第十一期结业，科学技术交流员。曾就职于德国桐阴学园及札幌创成高中等，从 2020 年 4 月担任札幌日本大学附属初中及高中教师。合著有《有趣解说初中三年的生物和地理知识的 65 条秘诀》、《滔滔不绝！实用的"生物"》（明日香出版社）、《这些元素都有什么用？》（宝岛社新书出版社）。

27.28.29.30.31.32.35